张耕铭 ◎ 著

中医儿科临床六经辨治手册

Handbook for Six-meridian
Syndrome Differentiation and
Treatment of Pediatrics in TCM

U0194176

全国百佳图书出版单位

中国中医药出版社

·北京·

图书在版编目（CIP）数据

中医儿科临床六经辨治手册 / 张耕铭著 . —北京：
中国中医药出版社，2023.7
ISBN 978-7-5132-8139-3

Ⅰ.①中… Ⅱ.①张… Ⅲ.①中医儿科学－诊疗－手册
Ⅳ.① R272-62

中国国家版本馆 CIP 数据核字（2023）第 077337 号

中国中医药出版社出版

北京经济技术开发区科创十三街 31 号院二区 8 号楼
邮政编码　100176
传真　010-64405721
鑫艺佳利（天津）印刷有限公司印刷
各地新华书店经销

开本 787×1092　1/32　印张 8.5　拉页 2　字数 142 千字
2023 年 7 月第 1 版　2023 年 7 月第 1 次印刷
书号　ISBN 978-7-5132-8139-3

定价　45.00 元
网址　www.cptcm.com

服 务 热 线　010-64405510
购 书 热 线　010-89535836
维 权 打 假　010-64405753

微信服务号　zgzyycbs
微商城网址　https://kdt.im/LIdUGr
官 方 微 博　http://e.weibo.com/cptcm
天猫旗舰店网址　https://zgzyycbs.tmall.com

如有印装质量问题请与本社出版部联系（010-64405510）
版权专有　侵权必究

一门技术、一门学问，

弄得很深奥是因为没有看穿实质，

搞得很复杂是因为没有抓住程序的关键。

大道至简，简单并非是贫乏，

看起来简单，但本质的来源却错综复杂。

它要求人们能洞察事物的本质和相互关系，

并在博采众长、融会贯通的基础上去粗取精，

剔除那些无效的、可有可无的、非本质的东西，

抓住要害和根本，融合成少而精的东西。

这个整合创新的过程，是化繁为简后的一种觉醒。

所以"大道至简"知易行难，

最简单的往往却是最难做到的。

但愿我们都能坚持自己曾经的初心，

在自己喜欢的道路上智慧地行走，

把简单做到纯粹，自然有人生的成就……

前 言

　　相比西医学专业出身的临床医生而言，中医学专业的学生在经过与其相同时长跨度的理论学习、临床见习等后，直至成为一名临床医生，大多都在经历着相同的困惑与挫败——中医内科学的诊疗模式很难在临床上真正实现理论与疗效的自洽，这是诸多中医临床医生弃中从西甚至放弃临床的关键因素。

　　中医内科学虽被奉为理论考试与临床实践的"圭臬"，无可讳言的是，所谓的"大方脉"早已成为死板庞杂的"堆药程式"，仲景经方简约大气、对证即效的遗风也已荡然无存。于实证的立场而言，还原纯粹质朴中医、重拾六经辨证是中医学科学实用化发展的必然，也是实现传统中医学与现代循证医学结合的根本所在。可惜的是，中医内科学的理论怪圈似乎早已将真正行之有效的六经辨证体系

1

"掩藏"与"封杀"。

"每当在病房会诊，群贤齐集，高手如云，惟先生能独排众议，不但辨证精确无误，而且立方遣药虽寥寥几味，看之无奇，但效果非凡，常出人意料之外，此皆得力于仲景之学也"，晚年时的伤寒大家刘渡舟对经方泰斗胡希恕曾这样回忆。时至今日，读来仍觉酣畅释然，或许这才是我心目中对于中医临床最本初、纯粹的理解。

六经辨证至臻至简，仲景经方力宏效显。多年至交宋洪友医师曾同我交谈："仲景体系跟我们学的后世中医完全不一样，所以很多东西感觉道理上很难通。但是现在再看看，其实中医有很多东西追求的还是在无常之中的一种不变的绝对真理的存在。这就是仲景的远见性，他临床上很潇洒的，全是大手笔。"我对此回答："真正中医眼里，病没有'治'好'治'没的，它一定是走出去的。疾病不可能凭空而来，凭空而去。我们得给它个成全法儿，好聚好散，这叫治好了，人干净了，身体也不拧巴了。所以我们的六经辨证在乎的是疾病的原始驱力，至于疾病本身，管它是感冒还是肺癌，我们从不'尿'它。与其纠结于流派和方子的花样，倒不如踏踏实实地去在患者的六经转归上寻求突破点。"这便是我们多年来研习六经辨证的切身体会。

简单来讲，我们也是试图在复杂多变的疾病谱系中，用中医的思维寻找一种钤法，因为在"病"的层次上思考太多，反而会后患无穷。为了真正实现"六经钤百病，以法类方证"，我想我必须做些什么，比如读者手中的这部小册子。

如何在平均不到十几分钟的日常儿科门诊中，从六经辨证的宏观角度充分把握以"扑朔迷离"著称的"哑科"并开出一张体例适中、配伍严谨、有章有法的精准处方，同时依靠严谨的临床思维与客观的临床疗效征服患儿群体及其家属，也是我从事儿科以来常常思考的问题，这部小册子便是长期思考与多年临证后的一部分结晶。

这里需要重点谈一谈本书的上篇。上篇的学术设计并非将已有的理论照本宣读，那样无异于教科书。其中每一节对应的辨治精要看似字数寥寥无几，远不及正规教材的十分之一，但相信聪明的读者在仔细分析阅读之下会逐渐发现其背后庞大的临床发挥空间与延展性，这是普通科班教材与所谓的中医指南所无法达到的——我们需要的正是一部言简意赅、提纲挈领而又实实在在站在临床医生角度上指导我们用纯粹的六经辨证思路看儿科病的门诊小册子，很多同临床介入无关紧要的理论性阐述与相关疾病的非特异性指征，对于一个长期处于高强度工作状态的儿科医生来说，着实没有深入研究的必要。

具体到上篇的编写，耕铭一改传统教材"证候""疾病"不分的混杂情况，尝试分为"证候类"与"疾病类"两大类别。其中"证候类"系多种不同类别疾病单就典型同一共有临床表现分列多条"辨证遣方"，而"疾病类"系单一临床病种针对典型共有临床症候群精准对应单条"辨证遣方"并另附"疾病本质"与"常见病史"说明，同时相关"临床表现""不良转归""临证点睛""证态变迁""临证注意""方剂汇总"等贯穿全篇始终，这种新式编排体系在中医临床学界尚属首创。另外，考虑到历代中医文献尚无"性早熟"的病名记载，仅有类似案例的整理记录，故在本书中尝试将其首次命名为"相火证"，是否真正契合儿科临床本质，尚需业界同行评判与指正。

相比传统中医儿科学常用方剂500余首的体量，本书涉及常用方剂仅55首，其中《伤寒论》方剂共计33首，《金匮要略》方剂共计10首，后世方4首，耕铭自拟方8首。后世方与自拟方均由原《伤寒论》《金匮要略》方加减化裁而得，如桂附理中汤取法于《伤寒论》理中汤、三拗汤取法于《伤寒论》麻黄汤、五积散取法于《金匮要略》当归芍药散、吴氏大回阳饮取法于《伤寒论》四逆汤、桂枝附子细辛汤取法于《伤寒论》麻黄附子细辛汤、柴胡五苓散取法于《伤寒论》小柴胡汤与五苓散、桂夏理中汤取法于《伤寒论》理中汤、桂枝加半夏汤取法于《伤寒论》葛根加半夏汤、柴胡栀子豉汤取法于《伤寒论》小柴胡汤与栀子豉汤、半夏附子散及汤取法于《伤寒论》半夏散及汤、小半夏加茯苓白术汤取法于《金匮要略》小半夏加茯苓汤、摄魂还乡饮取法于《伤寒论》四逆散。为便于读者临证索引与发挥，本书特摘录与整理《伤寒论》《金匮要略》方剂对应经典条文附于书末。①

　　作为国内首套中医儿科临床六经辨治方案，本书上篇的编写可谓字字斟酌，既要避免传统课本与指南的繁琐冗杂，又要凸显中医儿科六经辨治的独特优势，同时也要规避现行中医内科学指导下并不实用而又模糊杂糅、自相矛盾的"文字游戏"辨证。其中包含了一些耕铭个人的儿科经验总结与临证诀窍，加之内容精简、易于携带、方便查阅（书后同时附有"中医儿科临床六经辨证遣方与证态变迁图览"两张），相信会在读者需要的时候提供即时的帮助。

　　下篇则可以看作是上篇必要的理论形式补充与临床思

①相关经典条文的整理以和气氏古本《康平本伤寒论》与邓珍本仿宋刻本《金匮要略》为底本，原书中的批注、衍文等以小字予以区分，对于原书中出现的错字、误字、阙字等予以径改，不出注。

路延伸，它包含了许多耕铭对于儿科临床的特殊体会，上溯六经理法，下及各病发挥，内容丰富、详实而又全面，与上篇内容相辅相成、互为姊妹，完满而又理想地成就了此书的学术广度与深度，故称此书为"袖珍实用中医儿科学"亦不为过。

　　本书的出版是前所未有的大胆尝试，或将开创国内六经系统辨治儿科病证之先河，希望这部小册子的出版能为广大读者开启未曾有的儿科临床新视角。

2023 年 3 月

目 录

上篇

中医儿科临床六经辨治指要

证候类

发热（感染性发热、非感染性发热等）

【临床表现】

患儿体温异常升高，脉率增快。

【不良转归】

表证内陷里证，三阳内陷三阴：发热并非独立疾病，全身任何系统出现问题都可能引起发热。若经延误治疗，可导致全身性相关病变，严重者危及生命。

【辨证遣方】

1. 太阳病表证：以桂枝汤证为代表方证。

2. 太阳病表证兼少阳病里滞：以柴胡桂枝汤证为代表方证。

3. 少阳病里滞：以小柴胡汤证为代表方证。

4. 少阳病里滞兼内陷阳明：以大柴胡汤证为代表方证。

5. 三阴病表里同病：以四逆汤合桂枝附子细辛汤证为代表方证。

【临证点睛】

1. 发热实际上是 EP（内生致热原）分子在交叉促进与帮助体内免疫系统良性应激过程中的一个附属生命活动，实则为患儿机体自身正邪交争的外在表现，切忌不明就里而盲目压制掩盖，否则终致伏邪难透而邪胜正负。

2. 发热会开启人体对抗病原体感染和身体损伤的高级别保护机制，这一过程对于生物体的存活非常重要。患儿诸多慢性病在出现高热时也是力图根治的绝佳时机。

3. 若患儿处于正邪相持不下、表里之气阻隔的病理状态，经过正确治疗后，机体正气或可凭借药势奋与邪争得战汗①而解，需提前告知患者家属，以免无谓惊恐慌乱。

【证态变迁】

1. 阳郁化热者，当以温散、宣通为主，可稍佐清热。针对太阳气分热证，可佐用石膏；少阳气分热证，可佐用石膏、知母；少阳气分兼血分热证，可佐用栀子；阳明血

_____

① 即《伤寒论》所载"必蒸蒸而振，却复发热汗出而解"之象。

分热证，可佐用黄连。

2. 表郁者，酌加麻黄、杏仁。表郁越严重，麻黄与桂枝的比例（麻黄∶桂枝）越大。

3. 倘若患儿同时伴有口唇舌质或指（趾）端明显发绀，多提示瘀血壅阻，酌情合用桂枝茯苓丸。

4. 倘若患儿口渴而不欲饮或伴胃内振水声、小便不利，多提示水饮浸淫，酌情合用苓桂术甘汤。

【临证注意】

1. 对于小儿发热不能单纯着眼于退热，而应该积极寻找发热的原因，治疗原发病。

2. 近年来儿童药物热[①]的发生率有逐渐增高的趋势，已经成为儿科门急诊较常见的发热原因之一。

3. 患儿体温的高低并不代表疾病的严重程度，并不是"烧"得越高，孩子病情就越严重，精神状态才是反映疾病严重程度的金指标。

4. 切忌盲目使用物理发汗，以防徒增变证，反致病邪入里或阴津耗伤。

———————

①药物热是指使用药物（尤其是抗生素）引起的发热，是常见的药物不良反应之一。儿童药物热多见于3～7岁儿童，通常发生在用药后5～10天，少数可发生在用药后数十分钟、数小时，或长达25天以上。停药后，大多数患儿在24小时内病情会有所好转，2～5天内体温会降至正常。

【方剂汇总】

1. 桂枝汤（《伤寒论》）：桂枝、芍药、生姜、甘草、大枣。

2. 柴胡桂枝汤（《伤寒论》）：柴胡、半夏、桂枝、芍药、黄芩、生姜、人参、甘草、大枣。

3. 小柴胡汤（《伤寒论》）：柴胡、半夏、黄芩、生姜、人参、甘草、大枣。

4. 大柴胡汤（《伤寒论》）：柴胡、半夏、黄芩、生姜、芍药、枳实、大黄、大枣。

5. 四逆汤（《伤寒论》）：干姜、附子、甘草。

6. 桂枝附子细辛汤（张耕铭验方）：桂枝、附子、细辛。

7. 桂枝茯苓丸（《金匮要略》）：桂枝、茯苓、牡丹皮、桃仁、芍药。

8. 苓桂术甘汤（《伤寒论》）：茯苓、桂枝、白术、甘草。

附：中医儿科学"发热"证治条目汇总表

证型	处方（加减）
风寒犯表	惺惺散
风邪袭表	柴葛桂枝汤
表寒肌热	柴葛解肌汤
表寒里热	程氏风热方

证型	处方（加减）
风热犯表	银翘散
风热犯肺	桑菊饮
风热上攻	翘荷汤
风燥犯肺	桑杏汤
暑湿犯表	新加香薷饮
邪伏膜原	达原饮
疟伏膜原	截疟七宝饮
疟久致虚	何人饮
邪热闭肺	麻杏石甘汤
热结肺痈	千金苇茎汤
热阻胸膈	凉膈散
肺热腑实	宣白承气汤
肺热伤阴	清燥救肺汤
气热伤津	白虎加人参汤
肠热下利	葛根芩连汤
湿困三焦	三仁汤
三焦湿热	甘露消毒丹
暑湿伤脾	清膈饮子
肝经湿热	龙胆泻肝汤
气营两燔	清营汤
热闭心包	紫雪丹

证型	处方（加减）
热动肝风	羚角钩藤汤
内闭外脱	参附汤合生脉散
心经热盛	珍珠散
心经痰热	清气化痰丸
心火亢旺	朱砂安神丸合导赤散
心脾积热	导赤泻心汤
脾胃积热	保和丸
疳积内热	调中丸
疳热流注	进食丸
肺火伤络	黄芩汤
肝郁风动	清肝达郁汤
肝胆湿热	吴蓝散
膀胱湿热	八正散
瘀血化热	血府逐瘀汤
初生胎热	竹叶甘草汤
暑伤气阴	王氏清暑益气汤
胃阴不足	芍药甘草汤合益胃汤
气虚发热	补中益气汤
血虚燥火	圣愈汤
肾阴亏虚	知柏地黄丸
阴虚内热	青蒿鳖甲汤

证型	处方（加减）
骨蒸劳热	清骨散
肝阴不足	一贯煎
表郁疹发	解肌透痧汤
麻毒郁表	升麻葛根汤
热毒上攻	普济消毒饮
热伤血络	连翘败毒散
气血两燔	清瘟败毒散
血分热盛	犀角地黄汤
热毒壅盛	五福化毒丹
丹痧炽热	凉营清气汤
湿热蕴毒	大连翘饮
血热伤阴	清胃汤合犀角地黄汤

惊风（惊厥）

【临床表现】

频繁抽搐，意识不清，多伴发热或吐泻，或可反复多次发作。

【不良转归】

内陷少阳、太阴：若经延误未予及时有效的治疗，少部分患儿的惊风可持续发作而造成大脑不可逆损伤或诱发癫痫。

【辨证遣方】

1. 三阳病表里同病：以柴胡加龙骨牡蛎汤合桂枝加葛根汤/葛根汤证为代表方证。

2. 太阴病里虚：以桂附理中汤证为代表方证。

【临证点睛】

1. 惊风发作时，以汤剂治疗往往缓不济急，故首先应适当结合醒脑开窍针刺法[①]急则治其标，并保持呼吸道通畅，促使昏迷患儿苏醒，继而顺势对证投予汤剂治本。

2. 考虑到铅丹的毒副作用，建议慎用或弃用。

3. 三阳病表里同病中太阳表虚者选用桂枝加葛根汤，太阳表实者选用葛根汤。

【证态变迁】

1. 阳郁化热者，当以温散、宣通为主，可稍佐清热。针对太阳气分热证，可佐用石膏；少阳气分热证，可佐用石膏、知母；少阳气分兼血分热证，可佐用栀子；阳明血分热证，可佐用黄连。

2. 太阴病里虚患儿的疗程相对较长，治疗期间可出现

---

①醒脑开窍针刺法操作要领：针刺患儿双侧内关，施提插捻转结合泻法1分钟，不留针；针刺患儿人中，向鼻中隔方向斜刺2分，采用重雀啄手法10秒左右，以患儿眼球湿润为度，不留针。

太阴里阳振奋而伴随的太阴表证，以发热为主要表现，可以桂枝加附子汤酌加半夏为代表方进行处理，体质壮实的患儿也有可能会出现阴证转阳证相伴随的惊风复发，此时再从三阳病入手处理即可，切莫临证慌乱而不知所措。

【临证注意】

1.热性惊厥是惊厥中预后最好的一类，绝大多数患儿的发作持续时间很短，极少出现不良后遗症。

2.退热药不能防止热性惊厥发作，也不会降低热性惊厥复发的风险，而且退热药物有相应的不良反应，因此在小儿退热治疗中不应过分积极。

3.有些热性惊厥发生在患儿发热超早期的很短时间内，甚至出现热性惊厥后才发现发热。单纯退热治疗对于预防或治疗小儿惊厥无明显疗效。可见发热与热性惊厥并不存在必然诱导联系，严格意义上讲，临床中并没有所谓的"热性"惊厥。

【方剂汇总】

1.柴胡加龙骨牡蛎汤 (《伤寒论》)：柴胡、桂枝、半夏、黄芩、生姜、茯苓、人参、大黄、大枣、龙骨、牡蛎、铅丹。

2.桂枝加葛根汤 (《伤寒论》)：桂枝、葛根、芍药、生姜、甘草、大枣。

3. **葛根汤**（《伤寒论》）：葛根、桂枝、麻黄、芍药、生姜、甘草、大枣。

4. **桂附理中汤**（《证治宝鉴》）：肉桂、附子、干姜、白术、人参、甘草。

5. **桂枝加附子汤**（《伤寒论》）：桂枝、芍药、附子、生姜、甘草、大枣。

附: 中医儿科学"惊风"证治条目汇总表

证型	处方（加减）
风扰心肝	千金龙胆汤合银翘散
暑闭心肝	甘露消毒丹合犀羚白虎汤
气营两燔	清瘟败毒饮送服紫雪丹
湿热蒙心	黄连解毒汤送服玉枢丹
浊闭心肝	百部丸合千金龙胆汤
痰食闭阻	小承气汤送服玉枢丹
惊恐气逆	朱砂安神丸
脾虚肝旺	缓肝理脾汤
胃虚肝亢	连梅汤合玉液汤
阳虚风动	固真汤
阴虚风动	大定风珠
气血两虚	可保立苏汤

证型	处方（加减）
肾精亏虚	地黄饮子
半阴半阳	清心涤痰汤
气升浊闭	牛黄夺命散
阳衰欲脱	参附龙牡救逆汤
阴虚欲脱	大定风珠合生脉散
痰浊闭窍	涤痰汤合桃红四物汤
心虚窍闭	地黄饮子合三才汤
肝虚窍闭	地黄饮子
肾虚窍闭	地黄饮子
心肾精亏	补肾地黄丸合孔圣枕中丹
肝肾亏虚	左归丸
风痰阻络	真方白丸子
风痰滞窍	定痫丸
脾虚痰闭	六君子汤合温胆汤

咳嗽（急性支气管炎、咳嗽变异性哮喘、上气道咳嗽综合征、胃食管反流性咳嗽等）

【临床表现】

以咳嗽为主，可伴发热、流涕、咯痰、胸闷、呕吐等。

【不良转归】

表证内陷里证：咳嗽并非独立疾病，诸多疾病均会出现咳嗽。若经延误治疗，可导致相关疾病的病势进行性加重。

【辨证遣方】

1. 太阳病表证：以桂枝加厚朴杏子汤证为代表方证。

2. 太阳病表证兼少阳病里滞：以桂枝加厚朴杏子汤合小柴胡汤证为代表方证。

3. 少阳病里滞：以小柴胡汤证为代表方证。

4. 太阴病表证：以桂枝加附子汤加半夏证为代表方证。

【临证点睛】

1. 小儿咳嗽临证中表里双解之法最为常用。表邪重、里滞轻者，多解表药而少治滞药；表邪轻、里滞重者，少解表药而多治滞药。

2. 对于太阴病表证的患儿，建议桂枝改用肉桂。

【证态变迁】

1. 阳郁化热者，当以温散、宣通为主，可稍佐清热。针对太阳气分热证，可佐用石膏；少阳气分热证，可佐用石膏、知母；少阳气分兼血分热证，可佐用栀子。

2. 表郁者，酌加麻黄。表郁越严重，麻黄与桂枝的比例（麻黄：桂枝）越大。

3. 倘若患儿口渴而不欲饮或伴胃内振水声、小便不利，多提示水饮浸淫，酌情合用苓桂术甘汤。

4. 倘若患儿咳嗽伴胸腹胀满、痰鸣涕多、面目浮肿，多提示水道结滞，酌情合用葶苈大枣泻肺汤。

【临证注意】

1. 咳嗽是儿童机体排出致病因素最基本的保护性反射，可帮助调畅气机、清洁气道、保持呼吸道通畅。对于小儿咳嗽，不能盲目使用镇咳药物，而应积极针对原发病进行治疗。如若过度止咳，反致病邪无法排出，进而留聚患儿体内作生变证。

2. 咳嗽变异性哮喘是儿童慢性咳嗽（＞4 周的咳嗽）最常见的原因，需坚持长期、持续、规范、个体化的巩固治疗以图根治。

【方剂汇总】

1. 桂枝加厚朴杏子汤《伤寒论》：桂枝、芍药、生姜、厚朴、杏仁、甘草、大枣。

2. 小柴胡汤《伤寒论》：柴胡、半夏、黄芩、生姜、人参、甘草、大枣。

3. 桂枝加附子汤《伤寒论》：桂枝、芍药、附子、生姜、甘草、大枣。

4. 苓桂术甘汤《伤寒论》：茯苓、桂枝、白术、甘草。

5. 葶苈大枣泻肺汤 (《金匮要略》)：葶苈子、大枣。

附：中医儿科学"咳嗽"证治条目汇总表

证型	处方（加减）
风寒犯表，肺卫失宣	金沸草散
风寒束表，肺气郁闭	五拗汤合华盖散
风寒外束，痰浊阻肺	三拗汤合二陈汤
风寒外束，水饮停肺	小青龙汤
风寒外束，郁而化热	大青龙汤
风热犯表，肺卫失宣	桑菊饮
风热犯肺，热结于咽	甘桔汤
风热犯肺，肺气郁闭	麻杏石甘汤
湿热阻滞，肺络不畅	杏仁滑石汤
暑湿犯肺，肺气不宣	宣痹汤合桑菊饮
暑湿犯肺，风邪束表	藿香正气散
风燥犯肺，肺气失宣	桑杏汤
风温袭表，燥邪犯肺	桑菊饮
风燥犯肺，肺津受损	清燥救肺汤
凉燥犯肺，肺气失宣	杏苏散
食积停滞，肺失宣降	曲麦二陈汤
饮食内伤，肺胃积热	泻白散
饮食内伤，脾虚痰阻	三奇汤

证型	处方（加减）
痰热阻肺，肺失宣降	清宁散
痰热阻肺，心火内扰	清心汤
痰热内盛，肺气郁闭	桑白皮汤
痰湿阻肺，肺失宣降	二陈汤
寒痰阻肺，肺失宣降	止嗽散
痰阻气逆，肺失宣降	葶苈丸
痰湿阻肺，胃气上逆	橘皮汤
痰湿内阻，久及于肾	地黄丸合麦门冬汤
肺阴亏虚，失其宣降	沙参麦冬汤
肺胃阴虚，痰湿阻肺	麦门冬汤
肺阴亏虚，内热津伤	补肺阿胶散
肺脾气虚，痰浊内阻	六君子汤
肺脾素虚，寒邪伤肺	圣惠橘皮散
肺虚脾弱，痰浊壅肺	苏子降气汤
肺虚脾弱，气阳亏虚	冷嗽干姜汤
肺脾气弱，宣降无权	六君子汤合人参五味子汤
肺脾气虚，咳久及肾	八仙长寿丸
肝火犯肺，肺失宣降	黛蛤散合泻白散
木火刑金，风痰壅滞	集成金粟丹

鼻鼽（过敏性鼻炎、血管运动性鼻炎、嗜酸性粒细胞增多性非过敏性鼻炎等）

【临床表现】

突然和反复发作的鼻痒、喷嚏、鼻塞、流涕。

【不良转归】

表证内陷里证：若经延误治疗，可导致疾病的病势进行性加重，逐渐由上气道波及下气道，或可波及其他部位，引起鼻窦炎、腺样体肥大、中耳炎、过敏性结膜炎、特异性皮炎、上气道咳嗽综合征、阻塞性睡眠呼吸暂停低通气综合征、哮喘等疾病。

【辨证遣方】

1. 太阳病表证：以桂枝汤证为代表方证。

2. 太阳病表证兼少阳病里滞：以柴胡桂枝汤证为代表方证。

3. 太阴病表证：以桂枝加附子汤加半夏证为代表方证。

【临证点睛】

1. 小儿鼻鼽临证中表里双解之法最为常用。表邪重、里滞轻者，多解表药而少治滞药；表邪轻、里滞重者，少解表药而多治滞药。

2. 对于太阴病表证的患儿，建议桂枝改用肉桂。

【证态变迭】

1. 阳郁化热者，当以温散、宣通为主，可稍佐清热。针对太阳气分热证，可佐用石膏；少阳气分热证，可佐用石膏、知母；少阳气分兼血分热证，可佐用栀子。

2. 表郁者，酌加麻黄、杏仁。表郁越严重，麻黄与桂枝的比例（麻黄：桂枝）越大。

3. 倘若患儿鼻塞流涕较重伴有下眼睑肿胀而出现的下睑暗影，多提示浊阴窃踞，酌情合用苓桂术甘汤合葶苈大枣泻肺汤。

【临证注意】

1. 对于季节性发病的患儿，需提示家长在季前 2～3 周进行预防性治疗。

2. 过敏性鼻炎是小儿鼻鼽最常见的原因，需坚持长期、持续、规范、个体化的巩固治疗以图根治，并积极治疗相关合并症。

【方剂汇总】

1. 桂枝汤 (《伤寒论》)：桂枝、芍药、生姜、甘草、大枣。

2. 柴胡桂枝汤 (《伤寒论》)：柴胡、半夏、桂枝、芍药、黄芩、生姜、人参、甘草、大枣。

3. 桂枝加附子汤 (《伤寒论》)：桂枝、芍药、附子、生姜、甘草、大枣。

4. 苓桂术甘汤（《伤寒论》）：茯苓、桂枝、白术、甘草。

5. 葶苈大枣泻肺汤（《金匮要略》）：葶苈子、大枣。

附：中医儿科学"鼻鼽"证治条目汇总表

证型	处方（加减）
肺气虚寒，卫表不固	温肺止流丹
脾气虚弱，清阳不升	补中益气汤
肾阳不足，温煦失职	肾气丸
肺经伏热，上犯鼻窍	辛夷清肺饮

腹痛（功能性腹痛、器质性腹痛等）

【临床表现】

肋骨以下到腹股沟以上部分区域发生疼痛。

【不良转归】

内陷太阴、阳明：若经延误未予及时有效的治疗，可导致部分患儿转为急腹症等较为凶险的疾病，严重者可危及生命。

【辨证遣方】

1. 太阳病表里阻隔：以桂枝加芍药汤证为代表方证。

2. 少阳似少阴病：以四逆散证为代表方证。

3. 少阳区块夹湿夹郁：以柴胡五苓散证为代表方证。

4. 少阳病表里否格兼内陷阳明：以小柴胡汤合厚朴七物汤证为代表方证。

5. 太阴病气血水不利：以桂夏理中汤合芍药甘草附子汤为代表方证。

【临证点睛】

少阳似少阴病，为邪气客少阳，阳气微结所致。

【证态变迁】

1. 表郁者，酌加麻黄、杏仁。表郁越严重，麻黄与桂枝的比例（麻黄：桂枝）越大。

2. 倘若患儿里实严重伴有腹膜刺激征，酌情合用大陷胸汤。

【临证注意】

对于疼痛较严重的患儿，可结合针刺治疗。选穴以下肢足三里、阳陵泉、阴陵泉、上巨虚、下巨虚、三阴交为主，可随证选用。

【方剂汇总】

1. 桂枝加芍药汤（《伤寒论》）：桂枝、芍药、生姜、甘草、大枣。

2. 四逆散（《伤寒论》）：柴胡、芍药、枳实、甘草。

3. 柴胡五苓散（张耕铭验方）：柴胡、桂枝、半夏、黄芩、生姜、人参、茯苓、白术、猪苓、泽泻、甘草、大枣。

4. 小柴胡汤 (《伤寒论》)：柴胡、半夏、黄芩、生姜、人参、甘草、大枣。

5. 厚朴七物汤 (《金匮要略》)：厚朴、枳实、大黄、桂枝、生姜、大枣、甘草。

6. 桂夏理中汤 (张耕铭验方)：肉桂、半夏、干姜、白术、人参、甘草。

7. 芍药甘草附子汤 (《伤寒论》)：芍药、甘草、附子。

8. 大陷胸汤 (《伤寒论》)：大黄、甘遂、芒硝。

附: 中医儿科学"腹痛"证治条目汇总表

证型	处方（加减）
寒凝中焦，气滞腹痛	良附丸合正气天香散
脾胃阳虚，寒凝气阻	小建中汤合理中丸
肝郁血虚，寒客肝经	当归四逆加吴茱萸生姜汤
外感风寒，食滞中焦	藿香正气散
食积郁滞，蕴久化热	枳实导滞丸
肠腑热结，气机壅滞	大承气汤
肝郁气滞，血虚脾弱	逍遥散
脾虚气滞，中阳不足	健脾导滞方
血脉瘀阻，气机失调	少腹逐瘀汤

证型	处方（加减）
食滞中焦，气机不畅	保和丸
脾胃气虚，食滞中焦	香砂六君子汤
脏腑失调，蛔虫内扰	使君子散
肠虚脏寒，蛔厥腹痛	乌梅丸或胆道驱蛔汤
暑湿内干，痧胀腹痛	玉枢丹
外感风热，内窜血络	连翘败毒散
脾肾阳虚，气血瘀滞	右归饮
风热湿浊，搏结内外	银翘散合藿朴夏苓汤
邪滞肠络，气滞血瘀	柴胡疏肝散
湿热痰浊，郁结肠络	消瘰丸合香连丸
热毒壅盛，气血瘀滞	大黄牡丹皮汤合红藤煎剂
正虚邪恋，寒实里结	温脾汤
脾虚中寒，气机不畅	黄芪建中汤

泄泻（腹泻病）

【临床表现】

大便次数增多，性状稀薄或如水样。严重者，可呈现不同程度的脱水表现：无尿或尿少；无泪或泪少；皮肤无弹性；无舌苔或舌干少津；眼窝凹陷。

【不良转归】

内陷太阴：若经延误未予及时有效的治疗，可导致较为严重的水电解质紊乱，甚至休克，危及生命。

【辨证遣方】

1. 太阳病表实致里虚：以葛根加半夏汤证为代表方证。

2. 太阳病表虚致里虚：以桂枝加半夏汤证为代表方证。

3. 少阳似少阴病：以四逆散证为代表方证。

4. 少阳区块夹湿夹郁：以柴胡五苓散证为代表方证。

5. 太阴病风寒湿表里兼具：以大回阳饮加半夏、茯苓证为代表方证。

【临证点睛】

1. "温邪犯肺，逆传心包" "寒邪犯肺，逆传脾胃"。临证中，我们确实也发现很多泄泻患儿或多或少兼有风寒、风湿表证的存在。

2. 临床中务必要询问患儿小便的量、次及最后一次排尿的时间，此为判断患儿津液存亡的重要依据。

3. 即使是轻微的眼窝凹陷也要引起注意，提示津液耗损太过。如若不及时介入治疗，后期处理起来会比较费力。

4. 少阳似少阴病，为邪气客少阳，阳气微结所致。

5. 对于泄泻患儿，建议芍药使用炒白芍。

6. 传统经方中用的"术"是白术、苍术不分的，具体到小儿泄泻首选苍术。

【证态变迁】

1. 少阳区块兼夹阳郁化热下迫肠腑，可随证合用白虎汤、栀子豉汤、葛根黄芩黄连汤等；兼夹气郁留滞下迫肠腑，可合用厚朴、枳壳等。

2. 针对脱水的患儿，酌加山药、人参、回龙汤。

【临证注意】

1. 注意预防脱水，可予世界卫生组织推荐的口服补盐液。

2. 尤其针对感染性腹泻的患儿，应避免盲目使用止泻药物反致"闭门留寇"，徒增风险。

3. 避免长期滥用抗生素，防止菌群失调导致的泄泻。

【方剂汇总】

1. 葛根加半夏汤（《伤寒论》）：葛根、麻黄、桂枝、芍药、生姜、半夏、甘草、大枣。

2. 桂枝加半夏汤（张耕铭验方）：桂枝、芍药、生姜、半夏、甘草、大枣。

3. 四逆散（《伤寒论》）：柴胡、芍药、枳实、甘草。

4. 柴胡五苓散（张耕铭验方）：柴胡、桂枝、半夏、黄芩、生姜、人参、茯苓、白术、猪苓、泽泻、甘草、大枣。

5. 大回阳饮（吴佩衡验方）：肉桂、干姜、附子、甘草。

6. 白虎汤 (《伤寒论》)：石膏、知母、甘草、粳米。

7. 栀子豉汤 (《伤寒论》)：栀子、豆豉。

8. 葛根黄芩黄连汤 (《伤寒论》)：葛根、黄芩、黄连、甘草。

附: 中医儿科学"泄泻"证治条目汇总表

证型	处方（加减）
风寒作泻	藿香正气散
寒湿作泻	平胃散
风湿作泻	升阳除湿汤
湿热作泻	葛根黄芩黄连汤
暑湿作泻	香薷饮合胃苓汤
饮食停滞	保和丸
湿热内蕴	枳实导滞丸
脾虚作泻	七味白术散
脾胃虚弱	参苓白术散
气虚下陷	补中益气汤
脾阳虚弱	理中汤
脾阴不足	沙参麦冬汤
脾肾阳虚	附子理中汤合四神丸
命门火衰	真武汤合四神丸

证型	处方（加减）
肝木乘脾	痛泻要方
气阴两伤	人参乌梅汤
阴竭阳脱	参附龙牡救逆汤
水饮留肠	苓桂术甘汤合己椒苈黄丸
瘀阻肠络	少腹逐瘀汤
痎泻	清热和中汤
火泻	玉露散合四苓汤
惊泻	益脾镇惊散合痛泻要方
脐寒泻	和气饮
痰流于肺，大肠不固	二陈汤
湿热下注，气阴耗伤	连梅汤

水肿（肾源性水肿、心源性水肿、肝源性水肿、内分泌性水肿、营养不良性水肿等）

【临床表现】

头面、眼睑、四肢、腹背甚至全身水肿，或伴尿量减少、困重乏力等表现，重者可伴有胸水、腹水、阴部水肿。

【不良转归】

内陷少阳、少阴：若经延误未予及时有效的治疗，可导致水肿相关疾病进行性加重，并加重机体微循环与相关病变脏腑的负荷，严重者可危及生命。

【辨证遣方】

1. 太阳病经气不利：以桂枝汤合苓桂术甘汤证为代表方证。

2. 少阳病气血水不利：以小柴胡汤合当归芍药散证为代表方证。

3. 少阴病水毒表证：以桂枝去芍药加麻黄附子细辛汤合真武汤证为代表方证。

【临证点睛】

1. 小儿水肿若同时兼有表证的存在务必要遵循"表里双解"的原则，单纯解表可出现"动经"之变证，单纯疏里亦可导致表邪乘虚再次内陷。

2. 传统经方中用的"术"是白术、苍术不分的，苍术相比白术能够"发表"，有"提壶揭盖"之效，故小儿水肿首选苍术。

3. 对于少阳气血水不利的患儿，建议芍药使用赤芍。

【证态变迭】

1. 阳郁化热者，当以温散、宣通为主，可稍佐清热。针对太阳气分热证，可佐用石膏；少阳气分热证，可佐用石膏、知母；少阳气分兼血分热证，可佐用栀子；阳明血分热证，可佐用黄连；阳明血分热实互结证，可佐用大黄、

28

芒硝。

2. 倘若患儿机体水毒泛滥三焦严重，酌情合用十枣汤。

3. 倘若患儿伴有胸腹或周身胀闷不适，如有气聚抟结不散之感，酌加厚朴、枳壳。

【临证注意】

部分水肿患儿的整体疗程相对较长，需长期服药，持续巩固治疗以图根治。

【方剂汇总】

1. 桂枝汤（《伤寒论》）：桂枝、芍药、生姜、甘草、大枣。

2. 苓桂术甘汤（《伤寒论》）：茯苓、桂枝、白术、甘草。

3. 小柴胡汤（《伤寒论》）：柴胡、半夏、黄芩、生姜、人参、甘草、大枣。

4. 当归芍药散（《金匮要略》）：当归、芍药、川芎、茯苓、白术、泽泻。

5. 桂枝去芍药加麻黄附子细辛汤（《金匮要略》）：桂枝、生姜、甘草、大枣、麻黄、附子、细辛。

6. 真武汤（《伤寒论》）：茯苓、芍药、生姜、白术、附子。

7. 十枣汤（《伤寒论》）：甘遂、大戟、芫花、大枣。

附：中医儿科学"水肿"证治条目汇总表

证型	处方（加减）
风水相搏，邪犯肺经	越婢汤
风水相搏，湿郁肺脏	麻黄连翘赤小豆汤
风热夹湿，郁喉闭肺	银翘马勃散
风热蕴毒，滞喉闭肺	牛蒡甘桔汤
疮痍酿毒，内归于肺	五味消毒饮
疮毒内淫，内窜心肺	黄连解毒汤
心脾积热，肠腑不通	三黄泻心汤
大肠积热，三焦不通	大柴胡汤
下焦湿热，肾脉郁滞	疏凿饮子
水蓄膀胱，气化无权	五苓散
脾虚不运，水湿逗留	参苓白术散
脾虚湿困，气机不畅	三字方
水气凌心，寒水射肺	己椒苈黄丸合霹雳散
水坠阴囊，肝经气滞	天台乌药散
水留膈下，寒饮积胸	控涎丹
水陷胸脘，饮停膈下	大陷胸汤
水邪积滞，肠腑闭阻	舟车丸
肝郁气滞，水道不通	柴胡疏肝散
肝郁脾虚，水道闭塞	逍遥散

证型	处方（加减）
瘀阻膀胱，水液蓄积	桃核承气汤
瘀滞血府，血病及水	血府逐瘀汤
瘀停胞中，水血不通	桂枝茯苓丸
寒凝冲任，经脉痹塞	温经汤
湿热熏蒸，肝胆不利	茵陈蒿汤
湿热郁滞，膀失气化	茵陈五苓散
湿热郁遏，阳气受损	茵陈术附汤
湿邪注下，清浊不化	萆薢分清饮
湿热注下，痹阻经脉	四妙散
膀胱湿热，下失气化	八正散
寒湿痹络，阳郁脉阻	大乌头汤

发斑（过敏性紫癜、血小板减少性紫癜、流行性出血热、川崎病、败血症、登革热、白血病、再生障碍性贫血等）

【临床表现】

以肌肤表面散在瘀斑或瘀点为主要表现，或伴身体其他部位异常出血。

【不良转归】

内陷少阳、太阴：若经延误未予及时有效的治疗，可导致发斑相关疾病进行性加重，并加重机体微循环与相关

31

病变脏腑的损伤，严重者可危及生命。

【辨证遣方】

1. 太阳病经气不利：以桂枝汤合桂枝茯苓丸证为代表方证。

2. 少阳病气血水不利：以柴胡五苓散合桂枝茯苓丸证为代表方证。

3. 太阴病血毒里证：以四逆加人参汤合桂枝茯苓丸证为代表方证。

【临证点睛】

对于太阴病里证的患儿，建议桂枝改用肉桂。

【证态变迭】

1. 阳郁化热者，当以温散、宣通为主，可稍佐清热。针对太阳气分热证，可佐用石膏；少阳气分热证，可佐用石膏、知母；少阳气分兼血分热证，可佐用栀子；阳明血分热证，可佐用黄连；阳明血分热实互结证，可佐用大黄、芒硝。

2. 表郁者，酌加麻黄、杏仁。表郁越严重，麻黄与桂枝的比例（麻黄：桂枝）越大。

3. 倘若患儿机体血毒泛滥三焦严重，酌情合用回龙汤。

【临证注意】

部分发斑患儿的整体疗程相对较长，需长期服药，持续巩固治疗以图根治。

【方剂汇总】

1.桂枝汤 (《伤寒论》)：桂枝、芍药、生姜、甘草、大枣。

2.桂枝茯苓丸 (《金匮要略》)：桂枝、茯苓、牡丹皮、桃仁、芍药。

3.柴胡五苓散 (张耕铭验方)：柴胡、桂枝、半夏、黄芩、生姜、人参、茯苓、白术、猪苓、泽泻、甘草、大枣。

4.四逆加人参汤 (《伤寒论》)：干姜、附子、甘草、人参。

附:中医儿科学"发斑"证治条目汇总表

证型	处方（加减）
风热外袭，热伤血络	银翘散
风湿束表，热郁发斑	加味羌活汤
寒邪不解，火郁于经	一柴胡饮
表里大热，瘟疫发斑	三黄石膏汤
邪郁肌表，肺胃有热	葛根升麻汤
温热毒盛，咽痛发斑	玄参升麻汤
三焦热盛，火毒发斑	黄连解毒汤
气分热盛，胃热发斑	白虎汤
热邪入里，气营两燔	清瘟败毒饮
热毒内盛，热入营血	犀角地黄汤

证型	处方（加减）
风湿热郁，阻滞脉络	四妙丸
气滞血瘀，瘀血阻络	桃红四物汤
伤食伤寒，阴证发斑	调中汤
阴寒内盛，虚寒发斑	附子理中汤
脾胃虚弱，中气下陷	补中益气汤
脾不统血，气虚发斑	归脾汤
中气不足，外邪不散	五柴胡饮
阳虚伤寒，阴盛格阳	大温中饮
脾肾阳虚，虚寒发斑	右归丸
胃热阴亏，血热发斑	玉女煎
肾阴内伤，阴虚发斑	龟柏地黄汤
气阴两虚，正虚邪恋	沙参麦冬汤

痹证（风湿热、幼年特发性关节炎等）

【临床表现】

肢体关节等处疼痛、重着、麻木、酸楚、肿胀、变形或屈伸不利。

【不良转归】

内陷少阳、太阴：若经延误未予及时有效的治疗，可导致痹证相关疾病进行性加重，并加重肌肉关节与相关病变脏腑的损伤，严重者可致死致残。

【辨证遣方】

1. 太阳病表证：以桂枝汤证为代表方证。

2. 太阳病表证兼少阳病里滞：以柴胡桂枝汤证为代表方证。

3. 太阴病表证：以桂枝加附子汤加茯苓、白术证为代表方证。

【临证点睛】

1. 传统经方中用的"术"是白术、苍术不分的，苍术相比白术能够"发表"，故小儿痹证首选苍术。

2. 对于太阴病表证的患儿，建议桂枝改用肉桂。

【证态变迭】

1. 阳郁化热者，当以温散、宣通为主，可稍佐清热。针对太阳气分热证，可佐用石膏；少阳气分热证，可佐用石膏、知母；少阳气分兼血分热证，可佐用栀子。

2. 表郁者，酌加麻黄、杏仁。表郁越严重，麻黄与桂枝的比例（麻黄：桂枝）越大。

3. 倘若患儿痹证久病及络，酌情合用桂枝茯苓丸。

【临证注意】

部分痹证患儿的整体疗程相对较长，需长期服药，持续巩固治疗以图根治。

【方剂汇总】

1. 桂枝汤（《伤寒论》）：桂枝、芍药、生姜、甘草、大枣。

2. 柴胡桂枝汤（《伤寒论》）：柴胡、半夏、桂枝、芍药、黄芩、生姜、人参、甘草、大枣。

3. 桂枝加附子汤（《伤寒论》）：桂枝、芍药、附子、生姜、甘草、大枣。

4. 桂枝茯苓丸（《金匮要略》）：桂枝、茯苓、牡丹皮、桃仁、芍药。

附：中医儿科学"痹证"证治条目汇总表

证型	处方（加减）
风寒湿痹，风邪偏盛	防风汤
风寒湿痹，寒邪偏盛	乌头汤
风寒湿痹，湿邪偏盛	薏苡仁汤
营卫两虚，风寒湿痹	蠲痹汤
风寒湿痹，化热伤阴	桂枝芍药知母汤
寒湿下侵，肾着腰痛	甘姜苓术汤
风湿热痹，风热偏盛	白虎加桂枝汤
风湿热痹，湿胜于热	二妙丸
风湿热痹，热盛阴伤	犀角散
风湿热痹，久稽伤阴	丁氏清络饮

证型	处方（加减）
风湿热痹，寒热夹杂	宣痹汤
表阳已虚，风气偏胜	桂枝附子汤
表阳已虚，湿气偏盛	白术附子汤
表里阳虚，风湿俱胜	甘草附子汤
营卫虚弱，阳气痹阻	黄芪桂枝五物汤
正虚邪恋，痰瘀闭阻	桃红饮
本虚标实，肝肾亏虚	独活寄生汤
痹久不愈，内舍于心	炙甘草汤合生脉散

肥胖（肥胖症）

【临床表现】

体重进行性增加，明显肥胖，可见脂肪堆积，或伴食欲旺盛、精神倦怠、睡眠打鼾、心理障碍、运动能力下降、皮肤色素沉着（黑棘皮）等。

【不良转归】

内陷太阴：若经延误治疗，可导致部分患儿并发糖尿病、性早熟、心脑血管疾病、肿瘤等慢性疾病，严重威胁患儿健康。

【辨证遣方】

1. 少阳区块夹湿夹郁：以柴胡五苓散证为代表方证。

2. 太阴病里虚兼里滞：以大回阳饮合枳术汤证为代表方证。

【临证点睛】

临证中切忌滥用滋阴降火或苦寒泻下以求短期抑制患儿食欲或降低体重，肥胖症患儿乃本虚标实之体，辨证遣方莫犯虚虚实实之戒。

【证态变迭】

针对麻黄三联征^①的患儿，酌情合用还魂汤。

【临证注意】

为提高临床疗效，可根据患儿的耐受程度酌情结合脐灸疗法、腹针疗法等。

【方剂汇总】

1. 柴胡五苓散（张耕铭验方）：柴胡、桂枝、半夏、黄芩、生姜、人参、茯苓、白术、猪苓、泽泻、甘草、大枣。

2. 大回阳饮（吴佩衡验方）：肉桂、干姜、附子、甘草。

---

①倘若患儿出现白天易嗜睡低迷、体重明显超重、汗出小便异常、患有顽固性皮肤病并未得到彻底根治、关节肌肉疼痛怕冷、凌晨3～5点易醒、缓慢性心律失常、素有肺系疾病中任意三种或三种以上情况时，即可诊断为麻黄三联征。

3. 枳术汤 (《金匮要略》): 枳实、白术。

4. 还魂汤 (《金匮要略》): 麻黄、杏仁、甘草。

附: 中医儿科学 "肥胖" 证治条目汇总表

证型	处方 (加减)
脾虚痰湿	苓桂术甘汤
胃热湿阻	泻黄散
痰湿内盛	苍附导痰丸
气滞血瘀	柴胡疏肝散
脾肾阳虚	右归丸
阴虚内热	六味地黄丸合大补阴丸
肝胆湿热	龙胆泻肝丸
肠燥津亏	增液承气汤
脾虚胃热	半夏泻心汤
肺脾气虚	香砂六君子汤
肝火上炎	丹栀逍遥散

相火证 (性早熟)

【临床表现】

女孩在 8 岁之前、男孩在 9 岁之前出现性发育征象。

【不良转归】

内陷太阴：若经延误治疗，可导致患儿成年后身材矮小，少部分患儿可能合并肿瘤。

【辨证遣方】

1. 少阳少阴失枢致相火不位：以小柴胡汤合五积散证为代表方证。

2. 太阴土不伏火：以四逆汤加半夏、茯苓证为代表方证。

【临证点睛】

"气有余便是'阴火'""阳气者，烦劳则'阴'张"，临证切忌盲目滋阴降火、疏泄肝火，否则易导致部分患儿发育迟缓、性格突变、性征反弹等。

【证态变迁】

阳郁化热者，当以温散、宣通为主，可稍佐清热。针对太阳气分热证，可佐用石膏；少阳气分热证，可佐用石膏、知母；少阳气分兼血分热证，可佐用栀子。

【临证注意】

在治疗小儿性早熟的过程中，务必要固护好患儿中阳，切莫苟且于当下短暂离火虚亢而误伤生化之根。现行长期打压、对抗式的治疗，也对患儿的生长发育造成了一定的不良影响。

【方剂汇总】

1. 小柴胡汤(《伤寒论》)：柴胡、半夏、黄芩、生姜、人参、甘草、大枣。

2. 五积散(《太平惠民和剂局方》)：麻黄、肉桂、茯苓、半夏、苍术、陈皮、桔梗、白芷、当归、芍药、川芎、枳壳、厚朴、干姜、甘草。

3. 四逆汤(《伤寒论》)：干姜、附子、甘草。

附：中医儿科学"性早熟"证治条目汇总表

证型	处方(加减)
肾阴不足，相火偏亢	知柏地黄丸
肝失疏泄，气机郁滞	柴胡疏肝散
肝气郁结，郁而化火	丹栀逍遥散
肝经郁热，湿热下注	龙胆泻肝汤
水不涵木，肝肾阴虚	大补阴丸
脾胃虚弱，痰湿壅滞	二陈汤
脾虚痰凝，湿热内蕴	温胆汤
脾虚肝郁，痰热互结	柴胡疏肝散合海藻玉壶汤
血海浮动，血热妄行	两地汤
阴虚火旺，夹有痰湿	知柏地黄丸合二陈汤
阴虚火旺，夹有食积	大补阴丸合保和丸

五迟五软（生长发育迟缓、脑性瘫痪、精神发育迟滞、自闭症、进行性肌营养不良、格林-巴利综合征等）

【临床表现】

主要表现为生长发育迟缓、肌肉萎软无力、肢体协调运动落后、精神发育障碍等。

【不良转归】

内陷太阴：若经延误治疗，可导致部分患儿留落痼疾而成终身残疾，严重影响生命质量与长度。

【辨证遣方】

1. 少阳病里虚兼里滞：以四逆散合桂夏理中汤证为代表方证。

2. 太阴病里虚兼里滞：以大回阳饮加脾四味[①]证为代表方证。

【临证点睛】

在小儿五迟五软的诊疗过程中，不建议给太阴病的患儿长期服用诸如鹿茸、紫河车等填精补髓之品。因此属重调元气之法，久之则易耗损太阴扰动阴火，影响患儿机体

---

① "脾四味"为耕铭临床的经验药物组合，由半夏、人参、茯苓、山药四味药组成。

阴阳气机的输布调达，导致患儿出现诸多杂症、怪病。

【证态变选】

针对麻黄三联征^①的患儿，酌情合用还魂汤。

【临证注意】

六经辨证主导下的用药理念是顺应人体能量的大作为，具体到儿科诊疗，我们亦应当着眼于患儿机体能量的恢复与运作，充分发挥患儿机体自身的主观能动性，而不是强行滥补。

【方剂汇总】

1. 四逆散（《伤寒论》）：柴胡、芍药、枳实、甘草。

2. 桂夏理中汤（张耕铭验方）：肉桂、半夏、干姜、白术、人参、甘草。

3. 大回阳饮（吴佩衡验方）：肉桂、干姜、附子、甘草。

4. 还魂汤（《金匮要略》）：麻黄、杏仁、甘草。

---

① 倘若患儿出现白天易嗜睡低迷、体重明显超重、汗出小便异常、患有顽固性皮肤病并未得到彻底根治、关节肌肉疼痛怕冷、凌晨3～5点易醒、缓慢性心律失常、素有肺系疾病中任意三种或三种以上情况时，即可诊断为麻黄三联征。

附: 中医儿科学"五迟五软"证治条目汇总表

证型	处方（加减）
肝肾亏损	加味六味地黄丸
肝血不足	补肝汤合六味地黄丸
肾精亏虚	左归丸
心脾两虚	调元散
脾胃虚弱	补中益气汤合调元散
肝脾两虚	补中益气汤合养肝丸
心气不足	菖蒲丸
气血虚弱	八珍汤
痰瘀阻络	通窍活血汤合二陈汤
脾肾虚弱	六味地黄丸合四君子汤
脾肾两亏	补中益气汤合补肾地黄丸
心肾不足	菖蒲丸合五加皮散
肺热伤阴	甘露饮
湿热浸淫	三妙丸
阴阳并虚	地黄饮子

一 疾病类

感冒（急性上呼吸道感染）

【疾病本质】

本质为以太阳经气不利为病理基础的急性上呼吸道感染。

【临床表现】

以发热、恶寒、乏力、身痛、鼻塞流涕、咳嗽、咽部不适为主要表现。

【常见病史】

多伴有伤风受凉史等，部分患儿平素免疫力不足。

【不良转归】

太阳表证内陷少阳里证：初期感冒若经延误，或可导致全身散在炎症，如支气管炎、脑膜炎、心肌炎、肺炎、急性肾小球肾炎等。

【辨证遣方】

主证：太阳病表证。

处方：桂枝汤加减。

【临证点睛】

1.感冒初期过用寒凉冰伏郁遏正气，邪反不得解，加之正气被压，会引起变证和诸多不必要的隐患和麻烦。

2.临证不必拘泥于先表后里的思维定式，可予以表里双解。

【证态变迭】

1.若患儿烦渴较明显，可酌情佐用石膏。

2.表郁者，酌加麻黄、杏仁。表郁越严重，麻黄与桂枝的比例（麻黄：桂枝）越大。

3.若患儿表阳虚象已显，暗示已转为少阴表证状态，建议加用附子。

【临证注意】

1.患儿感冒若过用、滥用抗生素、激素则遗患无穷，因为抗生素、激素多先伤阴、伤气再伤阳。

2.患儿感冒时，静脉输液亦需慎用。因为长期输液易清消患儿卫阳，导致病邪内传而是非蜂起。

【方剂汇总】

桂枝汤（《伤寒论》）：桂枝、芍药、生姜、甘草、大枣。

附: 中医儿科学"感冒"证治条目汇总表

证型	处方（加减）
风寒犯表, 邪束肺卫	荆防败毒散
风寒外感, 湿邪内蕴	藿香正气散
风寒夹湿, 邪束肌表	羌活胜湿汤
风热犯表, 肺卫失宣	银翘散
风热犯表, 肺气上逆	桑菊饮
表寒里热, 卫闭气炽	大青龙汤
暑湿外感, 邪热炽盛	新加香薷饮
湿热外感, 邪蕴三焦	甘露消毒丹
凉燥犯表, 肺卫失和	杏苏散
温燥犯表, 肺卫失和	桑杏汤
气虚外感, 邪恋正伤	参苏饮
阴虚外感, 邪恋正伤	加减葳蕤汤
阳虚外感, 邪恋正伤	再造散
营卫失和, 邪毒留恋	黄芪桂枝五物汤
肺脾两虚, 气血不足	玉屏风散
风寒夹痰	华盖散
风热夹痰	清金化痰汤

证型	处方（加减）
外感夹滞	保和丸
外感夹惊	镇惊丸

乳蛾（扁桃体炎）

【疾病本质】

本质为以少阳少阴邪滞为病理基础的腭扁桃体炎症。

【临床表现】

咽喉部双侧或单侧喉核肿大，或伴红肿疼痛甚至化脓溃烂，多伴随咽痛、咽部不适、发热、咳嗽、打鼾等。

【常见病史】

多伴有上呼吸道病史等，部分患儿平素免疫力不足。

【不良转归】

少阳内陷少阴：若经延误未予及时有效的治疗，少部分患儿可并发急性肾炎、风湿热、风湿性心脏病等全身性疾病。长期不愈者，亦可导致反复呼吸道感染。

【辨证遣方】

主证：少阳半表半里证兼邪滞少阴。

处方：柴胡栀子豉汤合半夏附子散及汤加减。

【临证点睛】

1. 在治疗小儿乳蛾的过程中，切忌盲目过用清热泻火。热乃邪滞而生，热甚亦可闭阻气机、助长邪滞，但若只盯"热"字而滥用寒凉，则反致冰伏而凝结邪滞不散。故治疗时，应以温通为要，如怕助热，可稍佐清热。

2. 小儿乳蛾根系少阳少阴，故临证寒温并用较为常用且稳妥，寒温配伍比例可根据患儿阴阳体质与疾病急慢状态灵活化裁。

【证态变迁】

1. 阳郁化热者，当以温散、宣通为主，可稍佐清热。针对太阳气分热证，可佐用石膏；少阳气分热证，可佐用石膏、知母；少阳血分热证，可佐用黄芩；阳明血分热证，可佐用黄连。

2. 表郁者，酌加麻黄、杏仁。表郁越严重，麻黄与桂枝的比例（麻黄：桂枝）越大。

3. 乳蛾反复发作或转为慢乳蛾迁延难愈者，可类比"内伤热中证"，酌情合用理中汤。

4. 倘若患儿乳蛾日久不消，喉核逐渐变硬、表面呈暗红色或凹凸不平，暗示有发展为石蛾之势，酌情合用桂枝茯苓丸。

【临证注意】

1.乳蛾患儿常合并腺样体肥大，如若发现患儿腺样体明显堵塞后鼻孔，则需同时积极治疗腺样体肥大。

2.对于慢性乳蛾患儿，绝不可轻视。当患儿累计急性发作多次，往往暗示病势不佳，需及时介入治疗以实现根治，以免遗患无穷。

【方剂汇总】

1.柴胡栀子豉汤（张耕铭验方）：柴胡、半夏、栀子、豆豉、生姜、人参、甘草、大枣。

2.半夏附子散及汤（张耕铭验方）：半夏、桂枝、附子、甘草。

3.理中汤（《伤寒论》）：干姜、白术、人参、甘草。

4.桂枝茯苓丸（《金匮要略》）：桂枝、茯苓、牡丹皮、桃仁、芍药。

附:中医儿科学"乳蛾"证治条目汇总表

证型	处方（加减）
风热外侵，上犯咽喉	银翘马勃散
湿热郁表，困阻咽喉	甘露消毒丹
湿邪疫毒，闭阻咽喉	藿朴夏苓汤

证型	处方（加减）
肺胃热盛，蒸灼咽喉	清咽利膈汤
食积化热，上攻咽喉	保和丸
肺肾阴虚，虚火上炎	百合固金汤
脾胃虚弱，喉核失养	六君子汤
痰瘀互结，凝聚喉核	会厌逐瘀汤合二陈汤

急喉喑（急性喉炎）

【疾病本质】

本质为以太阳少阴郁闭为病理基础的喉黏膜急性卡他性炎症。

【临床表现】

猝然声音不畅或嘶哑，咽喉不适，犬吠样咳嗽。严重者，可伴呼吸困难、三凹征，需高度警惕。

【常见病史】

多伴有伤风受凉史、上呼吸道病史、急性传染病史等。

【不良转归】

太阳内陷少阴：若经延误未予及时有效的治疗，可能会引发急性喉梗阻，严重者可危及生命。

【辨证遣方】

主证：太阳表郁兼邪闭少阴。

处方：桂枝汤合三拗汤合半夏散及汤加减。

【临证点睛】

在治疗小儿急喉喑的过程中，切忌盲目滥用清热泻火，否则过伤卫阳反致邪郁内闭更甚。故治疗时，应以温通为要，如怕助热，可稍佐清热。

【证态变迁】

1.阳郁化热者，当以温散、宣通为主，可稍佐清热。针对太阳气分热证，可佐用石膏；少阳气分热证，可佐用石膏、知母；少阳气分兼血分热证，可佐用栀子；少阳血分热证，可佐用黄芩。

2.若患儿表阳虚象已显，暗示已转为少阴表证状态，建议加用附子。

3.倘若患儿痰涎壅盛、呼吸不畅，多提示浊阴窃踞，酌情合用苓桂术甘汤合葶苈大枣泻肺汤。

【临证注意】

临证时但凡遇到此类患儿，可酌情适当结合针刺通关开窍，以降低患儿喉梗阻的发生率。

【方剂汇总】

1.桂枝汤（《伤寒论》）：桂枝、芍药、生姜、甘草、大枣。

2. 三拗汤（《太平惠民和剂局方》）：麻黄、杏仁、甘草。

3. 半夏散及汤（《伤寒论》）：半夏、桂枝、甘草。

4. 苓桂术甘汤（《伤寒论》）：茯苓、桂枝、白术、甘草。

5. 葶苈大枣泻肺汤（《金匮要略》）：葶苈子、大枣。

附: 中医儿科学"急喉喑"证治条目汇总表

证型	处方（加减）
风寒袭肺	甘桔汤
风热犯肺	疏风清热汤
肺热壅盛	泻白散

肺炎喘嗽（肺炎）

【疾病本质】

本质为以少阳内闭为病理基础的肺部炎症。

【临床表现】

以发热、咳嗽、气促为主要表现，好发于寒冷时节。发作前，多伴太阳表证存在。严重者，可伴急性心衰及全身中毒症状，需高度警惕。

【常见病史】

多伴有呼吸道感染史等，患儿既往多反复经历过较为频繁的抗生素、强效退热与输液治疗。部分患儿平素容易反复感冒，或伴有免疫缺陷。

【不良转归】

少阳内陷厥阴：若不采取及时有效的治疗措施，随着时间的推移，可导致呼吸衰竭、心力衰竭、中毒性脑病、中毒性肠麻痹等严重病变，是我国婴儿死亡的第一位原因。

【辨证遣方】

主证：少阳病里实致表实。

处方：小柴胡汤合麻黄汤加减。

【临证点睛】

1. 注意时刻监测患儿心率，安静状态下心率突然增快 > 180 次 / 分时，需高度怀疑肺炎喘嗽合并心力衰竭。

2. 为尽可能防止疾病内陷阴证，建议生姜改用干姜，并加大用量。

【证态变迁】

1. 阳郁化热者，当以温散、宣通为主，可稍佐清热。针对太阳气分热证，可佐用石膏；少阳气分热证，可佐用石膏、知母；少阳气分兼血分热证，可佐用栀子；阳明血分热证，可佐用黄连；阳明血分热实互结证，可佐用大黄、芒硝。

2. 肺炎喘嗽合并心力衰竭者，建议合用茯苓四逆汤。

3. 倘若患儿同时伴有周身水肿、强迫体位与胸腔胸胁附近明显的闷、堵、痛、胀感，暗示机体阴邪泛滥三焦严重，酌情合用甘遂半夏汤。

4. 倘若患儿同时伴有口唇舌质或指（趾）端明显发绀，多提示瘀血壅阻，酌情合用桂枝茯苓丸。

【临证注意】

1. 对于先后天不足所致免疫力低下的患儿，如若患有肺炎喘嗽，除积极治疗肺炎喘嗽外，同时也要治疗原发病。

2. 应避免盲目使用止咳药物，否则易致痰阻少阳更甚而促生变证。

【方剂汇总】

1. 小柴胡汤 《伤寒论》：柴胡、半夏、黄芩、生姜、人参、甘草、大枣。

2. 麻黄汤 《伤寒论》：麻黄、桂枝、杏仁、甘草。

3. 茯苓四逆汤 《伤寒论》：茯苓、干姜、附子、人参、甘草。

4. 甘遂半夏汤 《金匮要略》：甘遂、半夏、芍药、甘草、白蜜。

5. 桂枝茯苓丸 《金匮要略》：桂枝、茯苓、牡丹皮、桃仁、芍药。

附: 中医儿科学"肺炎喘嗽"证治条目汇总表

证型	处方（加减）
风寒郁表, 肺气始郁	三拗汤
表寒不解, 郁而化饮	华盖散
表寒未解, 郁而化热	大青龙汤
风热闭肺, 痰热渐起	麻杏石甘汤
内外合热, 痰热壅肺	麻杏石甘汤合白虎汤
湿热犯肺, 肺失宣肃	新加香薷饮
湿邪疫毒, 闭阻上焦	藿朴夏苓汤
热郁痰盛, 肺热炎炎	五虎汤合葶苈大枣泻肺汤
肺肠热结, 腑气不通	麻杏石甘汤合白虎汤合大承气汤
湿热疫毒, 闭阻肺络	甘露消毒丹
湿热疫毒, 阻遏中焦	雷氏芳香化浊法
痰湿互结, 闭郁肺气	三仁汤
痰热互结, 热极动风	牛黄夺命散或礞石滚痰丸
痰热肺实, 肺痈渐生	五虎汤合千金苇茎汤
热毒炽盛, 毒热闭肺	黄连解毒汤合麻杏石甘汤
热毒炽盛, 极而动风	清瘟败毒饮合羚角钩藤汤
痰热互结, 壅塞清窍	礞石滚痰丸合羚角钩藤汤
邪毒炽盛, 伤阴扰心	五虎汤合泻心汤

证型	处方（加减）
正虚邪盛，心阳虚衰	独参汤或参附龙牡救逆汤
肺热渐清，热痰留恋	黄连温胆汤
肺热津伤，燥痰恋肺	贝母瓜蒌散
肺气受伤，肺脾气虚	人参五味子汤
气阴不足，邪气留恋	竹叶石膏汤
肺脾气虚，痰邪留恋	五味异功散或六君子汤
肺热伤津，肺失宣降	桑杏汤
余邪未尽，阴虚肺热	沙参麦冬汤
痰阻肺络，肺叶萎伤	桑白皮汤
阴虚肺燥，肺叶萎伤	清燥救肺汤
邪毒恋心，气阴不足	炙甘草汤

哮喘（支气管哮喘、哮喘性支气管炎等）

【疾病本质】

本质为以太阴水毒为病理基础的慢性气道炎症及其所引起的气道高反应性下的支气管痉挛与狭窄。

【临床表现】

咳嗽、喘息反复出现，常于夜间、清晨、寒冷时节加重。发作前，多伴太阳表证存在。严重者，可伴端坐呼吸、三四征，需高度警惕。

【常见病史】

多伴有婴儿期湿疹史、鼻炎史、家族哮喘史、过敏史、呼吸道感染史等。患儿既往多反复经历过较为频繁的抗生素、强效退热与输液治疗。有偏嗜生、冷、水果、油腻，或夏天家中长期开空调的习惯。

【不良转归】

太阴表证内陷太阴里证：若不及时接受正规治疗，随着时间的推移，可导致肺功能下降，甚至引起低氧血症、呼吸衰竭而诱发死亡。

【辨证遣方】

主证：太阴病水毒表证。

处方：小半夏加茯苓白术汤合桂枝汤加减。

【临证点睛】

1. 患儿机体素有水毒并伴随表证时，不可单独解表，否则易扰动体内水毒而生出变证，当双解其表里。

2. 凡双解表里，表邪重、里滞轻者，多解表药而少治滞药；表邪轻、里滞重者，少解表药而多治滞药。

3. 传统经方中用的"术"是白术、苍术不分的，但我们在临床中发现，大多数情况下用苍术效果更好。苍术相比白术能够"发表"，有"提壶揭盖"之效。

4. 对于太阴病表证的患儿，建议桂枝改用肉桂。

5. 对于气道高反应状态下的哮喘患儿，建议芍药使用白芍。

【证态变迭】

1. "柴胡体质[①]"的患儿，应在原方基础上酌加柴胡。

2. 阳郁化热者，当以温散、宣通为主，可稍佐清热。针对太阳气分热证，可佐用石膏；少阳气分热证，可佐用石膏、知母；少阳气分兼血分热证，可佐用栀子；少阳血分热证，可佐用黄芩；阳明血分热实互结证，可佐用大黄、芒硝。

3. 表郁者，酌加麻黄、杏仁。表郁越严重，麻黄与桂枝的比例（麻黄：桂枝）越大。

4. 咳喘剧烈牵引腹痛、腹诊见双侧腹直肌挛急者，倍增芍药用量。

5. 哮喘急性发作重度[②]，多暗示病势即将内传入里，建

---

①柴胡体质的常见指征：主诉以自觉症状为多，而且自我的评价较差；对于外界的适应性亦较差，对于气温、季节的变化反应却较敏感；神情抑郁，其食欲易受情绪的影响，而其情绪的波动起伏也比较大；胸胁部及颈肩部的症状较多见，如胸胁闷痛、上腹部或两胁下按之有抵抗感或不适感或压痛、或为反应性的肌紧张；四肢多冷，容易腹痛腹泻，容易全身疼痛等。

②患儿表现为前弓位，伴有三四征，血氧饱和度多在90%～92%。

议合用干姜附子汤；哮喘急性发作危重度 [①]，建议合用通脉四逆汤。

6.倘若患儿同时伴随周身水肿与端坐呼吸，暗示机体水毒泛滥三焦严重，建议合用甘遂半夏汤。

【临证注意】

1.王道无近功，患儿急性发作期症状控制后，仍需坚持长期、持续、规范、个体化的巩固治疗以图根治，切勿自行停药或减药，以免病情反复或进行性加重。

2.患儿肥胖、过敏性鼻炎、腺样体肥大、扁桃体炎、胃食管反流、湿疹等合并症，亦需同步治疗。

【方剂汇总】

1.小半夏加茯苓白术汤（张耕铭验方）：半夏、生姜、茯苓、白术。

2.桂枝汤（《伤寒论》）：桂枝、芍药、生姜、甘草、大枣。

3.干姜附子汤（《伤寒论》）：干姜、附子。

4.通脉四逆汤（《伤寒论》）：干姜、附子、甘草。

5.甘遂半夏汤（《金匮要略》）：甘遂、半夏、芍药、甘草、白蜜。

---

①患儿表现为呼吸不整或反常呼吸，嗜睡、意识模糊，哮鸣音减弱乃至消失，脉率减慢或不规则，血氧饱和度<90%。

附: 中医儿科学"哮喘"证治条目汇总表

证型	处方(加减)
风邪犯肺	三拗汤
表寒内饮	小青龙汤
外寒内饮	射干麻黄汤
阳虚表寒	小青龙汤加附子、肉桂、补骨脂、沉香,或黑锡丹
痰热壅肺	定喘汤
寒热夹杂	大青龙汤合苏葶丸
肝逆犯肺	三拗汤合镇肝息风汤
脾虚停饮	苓桂术甘汤
脾肾阳虚	肾气丸
肺阴亏虚	百合固金汤
脾虚蕴热	泻黄散
痰湿内盛,肺壅气逆	二陈汤合三拗汤合三子养亲汤
肺实肾虚,上盛下虚	苏子降气汤
肺实肾虚,下虚为甚	都气丸合射干麻黄汤
肝火犯肺,气逆作喘	泻白散合黛蛤散
痰瘀交阻,肺壅气逆	血府逐瘀汤合三子养亲汤
暴喘气逆,阳气暴脱	参附龙牡救逆汤
燥痰结聚,痰阻气逆	贝母瓜蒌散
肺肾阴虚,痰湿内蕴	金水六君煎

证型	处方（加减）
肺脾阳虚，寒饮停肺	苓甘五味姜辛汤
脾虚不运，痰阻气逆	星附六君子汤
肾阳虚寒，痰饮内停	桂附二陈汤
肺肾不足，痰热虚喘	人参蛤蚧散
肺肾气虚，痰饮阻肺	平喘固本汤
阴阳两虚，肾虚失纳	参赭镇气汤
素体虚弱，肺脾气虚	玉屏风散合人参五味子汤
肺脾不足，气阴两虚	人参五味子汤
肺肾阴虚，气失摄纳	麦味地黄丸

厌食（厌食症）

【疾病本质】

本质为以少阳太阴不调为病理基础的消化功能紊乱。

【临床表现】

长期厌恶进食、食量减少。

【常见病史】

多伴有饮食不节史、喂养不当史、情志不良史等，部分患儿先天禀赋不足。

【不良转归】

少阳内陷太阴：长期不愈者，可导致机体营养不良、抗病能力下降而影响发育且易患他病。

【辨证遣方】

主证：少阳枢机不利兼太阴失运。

处方：摄魂还乡饮合理中汤加减。

【临证点睛】

1. 小儿厌食大多需要长期调理，治疗期间不可过用消导或过用滋补。

2. 对于厌食患儿，建议芍药使用炒白芍。

【证态变迁】

1. "半夏体质[①]"的患儿，应在原方基础上酌加半夏。

2. 倘若患儿伴有腹部胀闷不适，如有气聚抟结不散之感，酌加厚朴、枳壳。

---

①半夏体质的常见指征：主诉常较多而怪异，如空间感的缺失，眼前常会出现恐怖的场面，以及自觉身体中藏有怪物、咽喉中有肉、胃中有米粒等；情绪化倾向较为显著而多疑多虑，经常对医者反复询问，同时容易精神紧张；表情、情感丰富而变化起伏较大，平时容易大惊小怪，容易出现莫明其妙的恐惧感，以及恐高和晕车等；容易出现咽中的异物感，在刷牙时或看到秽物时或精神压抑时均易出现恶心感等；容易胸闷心悸、头痛头晕、失眠多梦等。

【临证注意】

临证尤须留意患儿的精神心理状态，及时排查患儿是否伴有精神性障碍。

【方剂汇总】

1. 摄魂还乡饮（张耕铭经验方）：柴胡、芍药、桂枝、甘草。

2. 理中汤（《伤寒论》）：干姜、白术、人参、甘草。

附：中医儿科学"厌食"证治条目汇总表

证型	处方（加减）
乳食壅滞，脾胃失调	保和丸
痰湿困脾，脾阳失舒	二陈汤
虫体内扰，积伤脾胃	使君子散或肥儿丸
脾胃虚弱，气虚为主	异功散
脾胃阴虚，胃阴不足	养胃增液汤
脾失健运，受纳失调	不换金正气散
肝木郁结，乘犯脾土	益脾镇惊散

痫病（癫痫）

【疾病本质】

本质为以少阳气血水不利为病理基础的脑神经元异常过度、同步化放电活动。

【临床表现】

突然意识丧失（少部分无意识障碍），肢体抽搐，或伴各种复杂多样的怪异举止，反复多次或规律性发作。

【常见病史】

可伴有家族遗传史、脑损伤史、手术史、惊厥史等，部分患儿或可遭受过重大精神创伤或刺激。

【不良转归】

少阳内陷太阴：长期、频繁和严重发作会影响大脑功能，导致性格突变、记忆力下降、痴呆等；持续发作时间过长，甚至可能会造成呼吸衰竭、心脏骤停。

【辨证遣方】

主证：少阳气血水同病兼太阴营卫转枢不利。

处方：四逆散合苓桂术甘汤合桂附理中汤加减。

【临证点睛】

1. 痫病发作时，可适当结合醒脑开窍针刺法[1]，有助于促使患儿尽快恢复清醒。

2. 阴阳气不相接，便为"痫"。部分患儿在长期治疗期间，会经历多次痫病反复发作，类似于患儿顶焦中主司神经支配的异常阴经与阳经重新"接续"与"焊接"的过程。所以我们要时刻留意痫病患儿的病情变化，以便在发作期及时做好患儿的防护措施。另外，若服药后患儿的痫病发作具有明显的时间规律，则可在发作前灵活选用"病时间时甚者取之输"之输穴[2]进行针刺或热敏灸，以减轻痫病发作的频率与程度。

3. 对于少阳气血水不利的患儿，建议芍药使用赤芍。

---

[1]醒脑开窍针刺法操作要领：第一，针刺患儿双侧内关，施提插捻转结合泻法1分钟，不留针。第二，针刺患儿人中，向鼻中隔方向斜刺2分，采用重雀啄手法10秒左右，以患儿眼球湿润为度，不留针。
[2]子时（23～1点）——足临泣；丑时（1～3点）——太冲；寅时（3～5点）——太渊；卯时（5～7点）——三间；辰时（7～9点）——陷谷；巳时（9～11点）——太白；午时（11～13点）——神门；未时（13～15点）——后溪；申时（15～17点）——束骨；酉时（17～19点）——太溪；戌时（19～21点）——大陵；亥时（21～23点）——中渚。

【证态变迭】

1. "半夏体质①"的患儿，应在原方基础上酌加半夏。

2. 阳郁化热者，当以温散、宣通为主，可稍佐清热。针对太阳气分热证，可佐用石膏；少阳气分热证，可佐用石膏、知母；少阳气分兼血分热证，可佐用栀子；少阳血分热证，可佐用黄芩；阳明血分热证，可佐用黄连；阳明血分热实互结证，可佐用大黄、芒硝。

3. 针对麻黄三联征②的患儿，酌情合用还魂汤。

【临证注意】

1. 本病治疗时间较长，一般在临床症状消失后，患儿仍应继续服用中药 2～3 年；如遇青春期，可再延长 1～2 年，以求根治。

2. 在应用纯中药长期治疗过程中，为避免中西药联合

①半夏体质的常见指征：主诉常较多而怪异，如空间感的缺失，眼前常会出现恐怖的场面，以及自觉身体中藏有怪物、咽喉中有肉、胃中有米粒等；情绪化倾向较为显著而多疑多虑，经常对医者反复询问，同时容易精神紧张；表情、情感丰富而变化起伏较大，平时容易大惊小怪，容易出现莫明其妙的恐惧感，以及恐高和晕车等；容易出现咽中的异物感，在刷牙时或看到秽物时或精神压抑时均易出现恶心感等；容易胸闷心悸、头痛头晕、失眠多梦等。

②倘若患儿出现白天易嗜睡低迷、体重明显超重、汗出小便异常、患有顽固性皮肤病并未得到彻底根治、关节肌肉疼痛怕冷、凌晨3～5点易醒、缓慢性心律失常、素有肺系疾病中任意三种或三种以上情况时，即可诊断为麻黄三联征。

应用对疾病疗效造成无法预估的干扰，建议已经服用较长时间西药的患儿缓慢停用，减药过程一般为 3 ～ 6 个月。减药过快或突然停药，易致痫病再次发作或发作加重。

3. 应尽量避免惊吓、紧张、劳累、情绪激动或压抑等诱发因素，杜绝电玩、惊悚片等不良感官刺激。一般来说，痫病患儿的精神承受能力与身体素质相对较差，患儿家属尤须留意患儿的精神生活环境，营造良好的家庭氛围。

4. 痫病发作时，应使患儿保持侧卧位，用纱布包裹压舌板放在上下牙齿之间，促使痰涎流出，保持呼吸通畅，以免咬伤舌头或发生窒息。注意切勿强力制止，以免扭伤患儿筋骨。

【方剂汇总】

1. 四逆散 (《伤寒论》)：柴胡、芍药、枳实、甘草。

2. 苓桂术甘汤 (《伤寒论》)：茯苓、桂枝、白术、甘草。

3. 桂附理中汤 (《证治宝鉴》)：肉桂、附子、干姜、白术、人参、甘草。

4. 还魂汤 (《金匮要略》)：麻黄、杏仁、甘草。

附: 中医儿科学"痫病"证治条目汇总表

证型	处方（加减）
胎中受惊，扰乱神明	风引汤
先天不足，元神失养	河车大造丸
惊恐动风，心神失守	镇惊丸
痰浊闭阻，上扰清窍	涤痰汤
痰火上扰，蒙蔽清窍	竹沥达痰丸合龙胆泻肝汤
风痰相搏，闭阻清窍	定痫丸
瘀血阻窍，痰瘀互结	通窍活血汤
气滞血瘀，经脉闭阻	血府逐瘀汤
脾虚湿盛，痰浊内生	六君子汤
脾肾两虚，痰阻风动	河车八味丸
肝肾阴亏，虚风内动	大定风珠
心虚胆怯，心神不宁	养心汤
积滞酿痰，蔽阻心窍	大承气汤
心火亢盛，痰随火动	导赤散合羚角钩藤汤
阴血亏虚，神不守舍	四物汤
后天失养，痰浊内伏	归脾汤

口疮（各种口炎）

【疾病本质】

本质为以太阴土不伏火为病理基础的口腔黏膜炎症。

【临床表现】

口腔黏膜出现黄白色溃疡或散布白屑，局部疼痛或不适。

【常见病史】

患儿多有口腔不洁史，过食辛辣肥甘或发物，部分患儿既往体质虚弱、腹泻、长期使用抗生素或激素。

【不良转归】

少阳内陷太阴：若经延误治疗，少部分患儿的鹅口疮白屑可蔓延至咽喉，甚至累及肺系而危及患儿生命。

【辨证遣方】

主证：少阳寒格兼太阴土不伏火。

处方：干姜黄芩黄连人参汤合桂夏理中汤加减。

【临证点睛】

在治疗小儿口疮的过程中，需强调温通，如怕助热，可稍佐清热。切忌过用清热泻火，以免败坏中阳。

【证态变迁】

阳郁化热者，当以温散、宣通为主，可稍佐清热。针对太阳气分热证，可佐用石膏；少阳气分热证，可佐用石膏、知母；少阳气分兼血分热证，可佐用栀子。

【临证注意】

对于口腔局部灼热疼痛不适的患儿，可予以甘草汤频频漱口，以促进口腔黏膜的愈合。

【方剂汇总】

1. 干姜黄芩黄连人参汤 (《伤寒论》)：干姜、黄芩、黄连、人参。

2. 桂夏理中汤 (张耕铭验方)：肉桂、半夏、干姜、白术、人参、甘草。

3. 甘草汤 (《伤寒论》)：甘草。

附: 中医儿科学"口疮"证治条目汇总表

证型	处方（加减）
风热在表，上炎口舌	银翘散
湿热疫毒，熏蒸口舌	甘露消毒丹
脾胃积热，蒸灼口舌	清胃泻火汤
食积化热，上攻口舌	保和丸

证型	处方（加减）
心火亢盛，上炎口舌	泻心导赤散
痰火郁结，上攻口舌	清气化痰丸
肺肾阴虚，虚火上浮	知柏地黄丸
心脾积热，灼蚀肌膜	清热泻脾散
脾虚湿困，上蒸肌膜	参苓白术散
虚火上炎，腐灼肌膜	六味地黄汤

针眼（麦粒肿）

【疾病本质】

本质为以太阳少阳郁滞为病理基础的睑腺化脓性炎症。

【临床表现】

眼睑表面或内侧红肿疼痛。

【常见病史】

患儿多用眼不卫生，过食辛辣肥甘或发物，既往情志怫郁不畅。

【不良转归】

太阳表证内陷少阳里证：若经延误治疗，局部可形成脓肿或肉芽肿。少部分患儿会并发炎症皮下扩散而波及他处。

【辨证遣方】

主证：太阳病表证兼少阳病里滞。

处方：柴胡桂枝汤加减。

【临证点睛】

在治疗小儿针眼的过程中，需强调发散，切忌过用寒凉之品。过用寒凉会凉遏冰伏反致郁滞难以透发。

【证态变迁】

1. 阳郁化热者，当以温散、宣通为主，可稍佐清热。针对太阳气分热证，可佐用石膏；少阳气分热证，可佐用石膏、知母；少阳气分兼血分热证，可佐用栀子。

2. 若患儿表阳虚象已显，暗示已转为少阴表证状态，酌情合用麻黄附子细辛汤。

3. 针眼反复发作或转为胞生痰核迁延难愈者，可类比"内伤热中证"，酌情合用理中汤。

【临证注意】

针眼初起，可配合局部核桃灸和膀胱经刮痧，部分患儿或可不药而愈。

【方剂汇总】

1. 柴胡桂枝汤（《伤寒论》）：柴胡、半夏、桂枝、芍药、黄芩、生姜、人参、甘草、大枣。

2. 麻黄附子细辛汤（《伤寒论》）：麻黄、附子、细辛。

3. 理中汤（《伤寒论》）：干姜、白术、人参、甘草。

附：中医儿科学"针眼"证治条目汇总表

证型	处方（加减）
风热外袭，血络壅滞	银翘散
热毒上攻，营卫失和	泻黄散合清胃散
余邪未清，脾胃蕴热	清脾散
脾胃虚弱，气血不足	异功散

脓耳（化脓性中耳炎）

【疾病本质】

本质为以太阳少阳郁滞为病理基础的中耳黏膜化脓性炎症。

【临床表现】

耳痛，耳内流脓，听力下降。

【常见病史】

多伴有上呼吸道病史、急性传染病史、鼓膜外伤史等，部分患儿平素免疫力不足。

【不良转归】

太阳表证内陷少阳里证：若经延误治疗，会导致听力明显下降甚至丧失，或可波及其他部位，甚至并发颅内感染等。

【辨证遣方】

主证：太阳病表证兼少阳病里滞。

处方：柴胡桂枝汤加减。

【临证点睛】

在治疗小儿脓耳的过程中，切忌过用清热泻火。过用寒凉会凉遏冰伏反致郁滞难以透发。

【证态变迁】

1. 阳郁化热者，当以温散、宣通为主，可稍佐清热。针对太阳气分热证，可佐用石膏；少阳气分热证，可佐用石膏、知母；少阳气分兼血分热证，可佐用栀子。

2. 表郁者，酌加麻黄、杏仁。表郁越严重，麻黄与桂枝的比例（麻黄∶桂枝）越大。

3. 患儿耳道内流脓量多难止，可类比"太阳水逆证"，酌情合用五苓散。

4. 患儿脓耳反复发作难愈，可类比"内伤热中证"，酌情合用桂附理中汤。

【临证注意】

积极寻找、治疗相关合并症，如鼻咽部慢性炎症等，以防止脓耳的复发。

【方剂汇总】

1. 柴胡桂枝汤（《伤寒论》）：柴胡、半夏、桂枝、芍药、黄芩、生姜、人参、甘草、大枣。

2. 五苓散（《伤寒论》）：桂枝、茯苓、白术、猪苓、泽泻。

3. 桂附理中汤（《证治宝鉴》）：肉桂、附子、干姜、白术、人参、甘草。

附：中医儿科学"脓耳"证治条目汇总表

证型	处方（加减）
风热外侵	五味消毒饮合蔓荆子散
热毒壅盛	银翘散合四物汤
肝胆火盛	龙胆泻肝汤
余邪未清	仙方活命饮
湿热蕴积	萆薢渗湿汤
脾虚湿困	托里消毒散
肾元亏损	六味地黄汤
邪蚀耳骨	桃红四物汤

湿疮（湿疹）

【疾病本质】

本质为以太阴水毒为病理基础的变态反应性炎症性皮肤病。

【临床表现】

初起皮肤潮红，继之上生针尖大小密集红疹或水疱，溃后糜烂，流水浸淫成片，多呈对称分布，日久皮损增厚、粗糙、脱屑，患儿可伴剧烈瘙痒且易反复发作。

【常见病史】

多伴有过敏史、理化刺激史、情志不良史等。患儿既往多反复经历过较为频繁的抗生素、强效退热与输液治疗。有偏嗜生、冷、水果、发物，或夏天家中长期开空调的习惯。

【不良转归】

太阴表证内陷太阴里证：若经延误治疗，可导致疾病的病势进行性加重。随着时间的推移，可导致继发性感染或免疫性疾病的高发，也为患儿肺系相关疾病的发作埋下了不可忽视的隐患。

【辨证遣方】

主证：太阴病水毒表证。

处方：小半夏加茯苓白术汤合桂枝汤加减。

【临证点睛】

1. 湿疮患儿体质本系太阴，生阳稚弱，难耐寒伐，故临证中切忌滥用、过用清热凉血之品以妄图压制疾病表象，恐伤及患儿真元，助化阴实，反致表邪入里而"折寿不彰"，当须戒之、慎之。

2. 在小儿湿疮的治疗过程中，重视给邪以出路，倡导反治。

3. 患儿机体素有水毒并伴随表证时，不可单独解表，否则易扰动体内水毒而生出变证，当双解其表里。

4. 凡双解表里，表邪重、里滞轻者，多解表药而少治滞药；表邪轻、里滞重者，少解表药而多治滞药。

5. 传统经方中用的"术"是白术、苍术不分的，苍术相比白术能够"发表"，故小儿湿疮首选苍术。

6. 对于太阴病表证的患儿，建议桂枝改用肉桂。

7. 考虑到小儿湿疮大多伴有波及血分之势，建议芍药使用赤芍。

【证态变迭】

1. "柴胡体质①"的患儿，应在原方基础上酌加柴胡。

2. 阳郁化热者，当以温散、宣通为主，可稍佐清热。针对太阳气分热证，可佐用石膏；少阳气分热证，可佐用石膏、知母；少阳气分兼血分热证，可佐用栀子。

3. 表郁者，酌加麻黄、杏仁。表郁越严重，麻黄与桂枝的比例（麻黄：桂枝）越大。

4. 屡经滥治、误治而致伏邪难透、缠绵难愈的湿疮患儿多伴有太阴入里之势，建议合用干姜附子汤。

【临证注意】

1. 部分湿疮患儿的整体疗程相对较长，需长期服药，持续巩固治疗以图根治。

2. 建议患儿同时结合中药外洗或药浴，且在患儿服药后以取微汗为宜。

【方剂汇总】

1. 小半夏加茯苓白术汤（张耕铭验方）：半夏、生姜、茯

---

① 柴胡体质的常见指征：主诉以自觉症状为多，而且自我的评价较差；对于外界的适应性亦较差，对于气温、季节的变化反应却较敏感；神情抑郁，其食欲易受情绪的影响，而其情绪的波动起伏也比较大；胸胁部及颈肩部的症状较多见，如胸胁痛、上腹部或两肋下按之有抵抗感或不适感或压痛、或为反应性的肌紧张；四肢多冷，容易腹痛腹泻，容易全身疼痛等。

苓、白术。

2. 桂枝汤 (《伤寒论》): 桂枝、芍药、生姜、甘草、大枣。

3. 干姜附子汤 (《伤寒论》): 干姜、附子。

附: 中医儿科学"湿疮"证治条目汇总表

证型	处方（加减）
心火湿盛	三心导赤散
湿热蕴肤	蝉防汤
脾湿胃热	清胃利湿汤
肝经湿热	龙胆泻肝汤
湿毒内蕴	五味消毒饮
脾虚湿困	除湿胃苓汤合二陈汤
脾虚血燥	补脾润燥汤
血虚风燥	四物消风散
气滞血瘀	桃仁承气汤
脾阳不振	十味人参散
肝肾阴虚	六味地黄丸

瘾疹 (荨麻疹)

【疾病本质】

本质为以太阳经气不利为病理基础的皮肤黏膜过敏性

水肿反应。

【临床表现】

突然或反复出现大小不等的风团伴瘙痒，部分患儿伴恶心、腹痛、发热等。严重者，可伴心慌、烦躁、呼吸困难，需高度警惕。

【常见病史】

多伴有过敏史、理化刺激史、饮食不节史、情志不良史等。

【不良转归】

太阳内陷少阳：若经延误未予及时有效的治疗，可能会引发过敏性休克、呼吸困难等，严重者可危及生命。

【辨证遣方】

主证：太阳病经气不利兼少阳似少阴病。

处方：桂枝麻黄各半汤合苓桂术甘汤合四逆散加减。

【临证点睛】

1. 少阳似少阴病，为邪气客少阳，阳气微结所致。

2. 传统经方中用的"术"是白术、苍术不分的，苍术相比白术能够"发表"，故小儿瘾疹首选苍术。

【证态变选】

1. "半夏体质^①"的患儿，应在原方基础上酌加半夏。

2. 阳郁化热者，当以温散、宣通为主，可稍佐清热。针对太阳气分热证，可佐用石膏；少阳气分热证，可佐用石膏、知母；少阳气分兼血分热证，可佐用栀子。

3. 若患儿表阳虚象已显，暗示已转为少阴表证状态，建议加用附子。

【临证注意】

1. 部分瘾疹患儿的整体疗程相对较长，需长期服药，持续巩固治疗以图根治。同时建议在患儿服药后，以取微汗为宜。

2. 临证时但凡遇到急性发作的患儿，可酌情适当结合针刺活血散风，以降低患儿过敏性休克或严重黏膜水肿的发生率。

---

①半夏体质的常见指征：主诉常较多而怪异，如空间感的缺失，眼前常会出现恐怖的场面，以及自觉身体中藏有怪物、咽喉中有肉、胃中有米粒等；情绪化倾向较为显著而多疑多虑，经常对医者反复询问，同时容易精神紧张；表情、情感丰富而变化起伏较大，平时容易大惊小怪，容易出现莫明其妙的恐惧感及恐高和晕车等；容易出现咽中的异物感，在刷牙时或看到秽物时或精神压抑时均易出现恶心感等；容易胸闷心悸、头痛头晕、失眠多梦等。

【方剂汇总】

1.桂枝麻黄各半汤（《伤寒论》）：桂枝、芍药、麻黄、杏仁、生姜、甘草、大枣。

2.苓桂术甘汤（《伤寒论》）：茯苓、桂枝、白术、甘草。

3.四逆散（《伤寒论》）：柴胡、芍药、枳实、甘草。

附：中医儿科学"瘾疹"证治条目汇总表

证型	处方（加减）
风热相搏	消风散
风寒外袭	荆防败毒散
脾胃湿热	除湿胃苓汤合茵陈蒿汤
热毒燔营	清瘟败毒饮
卫外不固	玉屏风散
阴虚火旺	四物汤合青蒿鳖甲汤
气血两虚	八珍汤
心阴不足	天王补心丹合朱砂安神丸
虫积伤脾	化虫丸合保和丸

痄腮（流行性腮腺炎）

【疾病本质】

本质为以少阳风火为病理基础的急性传染病。

【临床表现】

发热，耳下腮部漫肿疼痛。

【常见病史】

多伴有呼吸道感染史等。

【不良转归】

少阳表证内陷少阳里证：若不采取及时有效的治疗措施，随着病情进展，可导致睾丸炎、胰腺炎、脑炎等并发症。严重时，可能会危及患儿生命。

【辨证遣方】

主证：少阳病风火表证。

处方：小柴胡汤合白虎加桂枝汤加减。

【临证点睛】

在治疗小儿痄腮的过程中，切忌过用清热泻火解毒，以"表证未解，不可妄攻"故也，临证当以表解滞散为第一要义。

【证态变迭】

1. 阳郁化热者，当以温散、宣通为主，可稍佐清热。少阳气分兼血分热证，可佐用栀子；阳明血分热证，可佐用黄连；阳明血分热实互结证，可佐用大黄、芒硝。

2. 表郁者，酌加麻黄、杏仁。表郁越严重，麻黄与桂枝的比例（麻黄∶桂枝）越大。

3. 倘若痄腮患儿腮肿坚硬拒按，多提示有血热互结之势，酌情合用桂枝茯苓丸。

【临证注意】

应嘱咐患者家属及时隔离患儿，以免传染他人。对已接触患儿者，亦应进行检疫观察。

【方剂汇总】

1. 小柴胡汤 《伤寒论》：柴胡、半夏、黄芩、生姜、人参、甘草、大枣。

2. 白虎加桂枝汤 《金匮要略》：石膏、知母、桂枝、甘草、粳米。

3. 桂枝茯苓丸 《金匮要略》：桂枝、茯苓、牡丹皮、桃仁、芍药。

附: 中医儿科学"痄腮"证治条目汇总表

证型	处方(加减)
风寒袭表, 兼有湿邪	荆防败毒散
风温犯肺, 温毒在表	柴胡葛根汤合银翘散
热毒蕴结, 卫气同病	普济消毒饮
毒壅肺胃, 热结肠腑	通圣消毒散
湿热毒邪, 留恋气分	甘露消毒丹
温毒炽盛, 邪陷心肝	清瘟败毒饮
毒窜睾腹, 肝胆湿热	龙胆泻肝汤
余毒未清, 肿结尚存	消瘰丸
余热未清, 气津两伤	竹叶石膏汤

丹痧（猩红热）

【疾病本质】

本质为以少阳风火为病理基础的急性出疹性传染病。

【临床表现】

发热, 咽喉肿痛或伴腐烂, 全身布发弥漫性鲜红色细小丘疹。

【常见病史】

多伴有呼吸道感染史等。

【不良转归】

少阳表证内陷少阳里证：若不采取及时有效的治疗措施，随着病情进展，可导致肺炎、心肌炎、风湿热、肾小球肾炎等并发症，甚至引发感染性休克而危及患儿生命。

【辨证遣方】

主证：少阳病风火表证。

处方：小柴胡汤合白虎加桂枝汤加减。

【临证点睛】

在治疗小儿丹痧的过程中，切忌过用清热泻火解毒，以"表证未解，不可妄攻"故也，临证当以畅汗痧透为第一要义。

【证态变迁】

1. 阳郁化热者，当以温散、宣通为主，可稍佐清热。少阳气分兼血分热证，可佐用栀子；阳明血分热证，可佐用黄连；阳明血分热实互结证，可佐用大黄、芒硝。

2. 表郁者，酌加麻黄、杏仁。表郁越严重，麻黄与桂枝的比例（麻黄：桂枝）越大。

3. 倘若丹痧患儿外现杨梅舌，多提示有血热互结之势，酌情合用桂枝茯苓丸。

【临证注意】

应嘱咐患者家属及时隔离患儿，以免传染他人。对已接触患儿者，亦应进行检疫观察。

【方剂汇总】

1. 小柴胡汤《伤寒论》：柴胡、半夏、黄芩、生姜、人参、甘草、大枣。

2. 白虎加桂枝汤《金匮要略》：石膏、知母、桂枝、甘草、粳米。

3. 桂枝茯苓丸《金匮要略》：桂枝、茯苓、牡丹皮、桃仁、芍药。

附：中医儿科学"丹痧"证治条目汇总表

证型	处方（加减）
毒侵肺卫，热邪郁内	解肌透痧汤
毒郁肺胃，热邪外达	清咽栀豉汤
热毒壅结，气分热盛	余氏清心凉膈散
腑热炽盛，熏蒸心包	犀角地黄汤合白虎汤
邪蕴气分，入营伤津	犀角地黄汤合竹叶石膏汤
津液已竭，元气不支	增液承气汤
毒在气营，火热及心	凉营清气汤
毒入气营，燔灼气血	清瘟败毒饮
痰涎壅塞，毒血瘀结	导痰开关散、雄黄解毒丸救急，继用血府逐瘀汤

证型	处方（加减）
痧毒内陷，扰乱神明	羚角钩藤汤
阴亏劳神，津虚火炽	增液汤
余毒未净，肺胃阴伤	清咽养营汤
疹毒伤津，气阴液枯	沙参麦冬汤
疫邪已去，阴液亏损	银翘汤
津液虽复，胃气尚虚	参苓白术散
毒热内伤，心脉虚损	炙甘草汤
毒热内归，三焦不畅	麻黄连翘赤小豆汤
毒热流注，骨节肿痛	仙方活命饮

下篇

中医儿科临床六经辨治启思

中医儿科的学习建议与推荐书目

一、学习建议

第一，感性地认知与学习，儿科的生命力即在于此。

由于我们诊疗的对象是小儿，临床上需要年轻大夫放下刻意维持的医生角色，多一点儿随性、烂漫，如此方可赢得患儿的信任与配合。

此外，我们大多数中医人在现今的中医临床之所以放不开手脚，之所以容易固化，之所以看不好病，并不是因为懒或者笨，而是因为我们缺乏史诗般的自然想象力与野性思维。在临床上，只会死抠课本文字，缺乏独立思考与探索实践的动力与能力，自然无法承载原本"波云诡谲"的临床现实。

第二，愿力、正见、灵性、意趣，是学习中医的四件宝。

（1）愿力："人间正道是沧桑"，既然选择了"性命之学"，就要明白中医不单单是为自己学的，应上升到更高维度的责任感，那就是"为天地立心，为生民立命，为往圣继绝学，为万世开太平"。

（2）正见：中医人切忌不学无术、玩弄心术、钓名欺世，"性命之学"容不得半点马虎。记住要走正道，远离歪门邪道。现在有部分医生为了挣钱，为了提高收益，最后置他人的死活于不顾，这还能叫作医学吗？能够从处于人生绝望低谷的弱势群体身上榨取利益，说明这个人已经没有基本的人性了。

（3）灵性：实际上，临床中的预见力与掌控力，大部分取决于医生个人的灵性，即没有被陈腐固化的超然灵魂，包括为人处世通透、练达、不拧巴。

（4）意趣：就是指纯粹的热爱与享受。对于中医没有意趣，或者仅仅把它当成一种维持生计的饭碗，断然不会在医学之路上长久下去。如此再逼着你学，不就等同于残害你吗？中医的学习如同学习做饭，理、法、方、药抽丝剥茧，鲁、川、粤、苏各有千秋，这就不单单停留在粗钝的术的层次上，有时刻意去学反倒不如不学，否则反添东施效颦之嫌，因为走心与造作有本质上的不同。

第三，石学敏院士曾经说过："不管从事哪个职业，基本功是它的灵魂。"

我们中医六经辨证的基本功与灵魂就是《伤寒论》，唯有吃透《伤寒论》，我们才能实现中医临床上的"超感猎杀"。亦诚如内藤希哲所言，仲景之书"正欲穷万病之本源，极万病之变态，尽脉证治法之枢机""二书固无眼目、小儿科等方论，而今遇此诸病，详其脉证以六经方法治之，得效如神者甚多"。

具体到《伤寒论》的学习，《医经解惑论》有云："所谓既治者，先读四经，通其大体，乃向仲景之书。如初学，固不能弃注脚独通其意矣，苟取注解一二，得会其大意，则悉弃去，特就本文读之。或类聚其同脉、同证、同方、同言诸条，而誊写之孳孳汲汲、忘食忘寝、瞬息梦寐、不须臾离，读彼读此，读而思之，思而读之。毁誉之来，如石之于蜂螫也；穷达之至，如株之于风吹也。且读而思之，又思而写之，十有六卷之文，谙记精识，不遗一字，更善融会贯通，与我为一，此之谓既治也。于是读四经，则其义莫不明晰而符合矣。若觉有不明不合处，又反而思之，直至验之于己、验之于人、验之于天地四时万物，而无一毫疑惑乃止，此之谓得医道一贯之旨也。然后读诸书，则其是非得失，尽彰彰如分黑白；临诸病，则其虚实死生，皆瞭瞭如辨水火，而放手施治，乃可得十全之功矣。"

内藤希哲的论述尽善尽美，也是迄今为止，耕铭见过对于《伤寒论》治学与临证之路叙述最为客观、详实与深刻的启迪性文字。

二、推荐书目

下面推荐几部可以常读常新的好书，可以作为儿科临床与《伤寒论》学习的核心支持。

1.《伤寒质难》：此书为沪上儿科巨擘徐小圃的老师祝味菊的经典之作，建议至少熟读三遍以上。耕铭称其如同近代中医文库里的《楞严经》，文辞优美、语言舒朗、思想深刻，每每困惑虚乏之时，读之便如春风拂面，又如醍醐灌顶，随之亦满血复活，确是一部意义非凡而又力能扛鼎的伤寒奇书。

2.《伤寒论今释》：陆渊雷综合前人注疏、近代医学科学理论及日人学说，对《伤寒论》进行了开天辟地般的大胆分析与独到诠释，并配有大量日人医案与临床经验总结。耕铭在读此书时，形容其感觉有如痛饮佳酿。著名中医学者彭坚亦曾说过："至今为止，我仍然认为陆渊雷的《伤寒论今释》是学习《伤寒论》最好的入门著作。"而在著名《伤寒论》学者娄绍昆先生的《中医人生》一书中，亦对

《伤寒论今释》有颇多的体悟与荐引。

3.《伤寒约言录》：耕铭认为，此书是 20 世纪伤寒泰斗胡希恕老先生整个学术思想中最精要的部分，简明扼要地描绘了从六经到方证的临证完整蓝图。通读全书，我们会深刻地体悟到胡希恕老先生一生在《伤寒论》研究与临证方面"求深返浅"的良苦用心与独到智慧，建议全书熟练记忆。

4.《经方 100 首》（以第一版为优）：此书由现代经方教父黄煌教授主编，是一部极为实用的选方、用方工具书。耕铭曾在授课中多次提及此书，直言："我看完《经方 100 首》的那一段时间，可以说是我研学过程中的一次质的飞越，直接影响了我今后研究《伤寒论》的方向与思维。所以，这部书在我心目中一直都扮演着里程碑的角色，它也是我鼓起勇气从理论研究纵越至临床实践的一块'跳板'。"

5.《药证与经方》：此书亦为黄煌教授所著，其中对于经方用药的线索凭据与仲景配伍的客观规律的深入剖析及发挥令人着实眼前一亮。经方大家胡希恕老先生曾经说过："方证是中医辨证论治的尖端。"而具体到方证本身，药证又是尖端之上的尖端。实际上，六经辨证的"经"与"证"是有交集与共性的，其中的"证"又包含了方证和药证，如此便形成了一条愈发精确而又具有阶梯波浪式的动态诊疗思路——先辨病位病性，后辨方证药证。药证，顾名思义，就是用药的证据，而这种用药思想却又与后世中药的四气五味、升降浮沉，以及归经理论是截然不同的。相比之下，这种药证思想就显得更加朴素而又客观了。可以说，药证思想起源于仲景，落实于经方，是构筑《伤寒论》《金匮要略》方药的基础。故耕铭建议在阅读此书时，可结合黄煌教授的《张仲景 50 味药证》，熟练记忆、背诵相关药证要点。

6.《姜附剂临证经验谈》：此书乃中医师庄严老师所著，全书以儿科实战病案为具体切入点，以《伤寒论》六经为明线，以三阴病诊疗权变为暗线，非常巧妙而又细腻地将《伤寒论》六经诊疗奥秘抽丝剥茧般地和盘托出，虽始于儿科发热，却终于人体生长化收藏的终极医理。耕铭极为推崇此书，这部书也纠正了耕铭临证中许多偏执的地方。需要强调的是，这部极具启发性的临证经验谈，需要反复阅读、思考并结合临床实践。对于初学者，理解和消化起来比较困难。

7.《医经解惑论》：此书系由内藤希哲撰著、张耕铭校注，以六经为纲，六病为纬，辨病、治病之法为目，以法类方证，被予以重新编次，是"六经括百病，以法类方证"的权威代表之作。其中上卷主论医理，中卷论六经大意，下卷专论六经病治法，如此归类，层次清晰，简明扼要，"六经括百病"之旨昭彰易见。耕铭对此书尤为推崇，系统授课亦曾多次出现相关引用。

《阴阳离合论》有云："三阳之离合也，太阳为开，阳明为阖，少阳为枢；三阴之离合也，太阴为开，厥阴为阖，少阴为枢。"耕铭结合临床中总结的《伤寒论》六经转归递变规律认为，"开"代指原始生命大潮动荡之开启，此动荡暗含生化、衰败二势，动荡的剧烈程度取决于斜率（绝对值）；"阖"代指原始生命大潮动荡之极尽，此动荡暗含生化、衰败二势，动荡的剧烈程度取决于斜率（绝对值）；"枢"代指原始生命大潮阴阳巨变之转承，此动荡暗含阴阳离合二势，动荡之剧烈程度取决于斜率（绝对值）。

根据《伤寒论》六经并结合《阴阳离合论》的相关论述，我们以儿科中最常见的三阳病为研究对象，构建出了一条比较具象的生理曲线。现简述如下：①太阳为初生之一阳，是开始，是起点；②从太阳至阳明，曲线逐渐上升，斜率的绝对值也越来越大；③阳明为"两阳合明"，是高潮，是顶点；④从阳明至少阳，曲线逐渐下降，斜率的绝对值也越来越大；⑤少阳为转承枢机，是转折，曲线由此开始逐渐向三阴逼近。

此处需要强调的是：①六经的开阖枢一直处于不断动态变化的过程中；②斜率的正负反映动态变化的方向，斜率的绝对值大小反映动态变化的剧烈程度；③由曲线可进一步推知，小儿疾病多见三阳，传变灵敏而又迅速，治疗贵在把握时机、抓住病机。

针对该曲线的具体含义，耕铭结合小儿疾病的特质，具体分析如下：

太阳作为初生之一阳，是生命之始；阳明为"两阳合明"，多气多血，乃阳之最旺。太阳犹如"星星之火"，倘若顾护得当，大有阳明"燎原"之态势。从太阳至阳明过渡期间的病理表现，多集中于急性发热性疾病、呼吸及消化系统疾病。需要特别指出的是，"太阳"与"太阳病"并非一回事，"太阳"代表人体的能量层次，"太阳病"则代表该能量层次异常导致的疾病，其余五经与五经病与此同理。

少阳本身极具迷幻色彩，因其病位广泛而又界限模糊，可沟通表里、上下、阴阳，故喜清泄宣通为用、恶郁结凝聚为碍。从阳明至少阳对应的生理过渡期，小儿表现为阳性渐收，阴性渐生，理智与感性逐渐趋于协调，身体不但要迎合少阳春生之发陈，更要适应灵魂生长成熟之节奏。倘若不迎合此态势，则易变生少阳相火妄动或闭阻郁结之态势，从而诱发神志病、苗窍病、代谢性疾病、内分泌类疾病、过敏性疾病等。

三阴生理曲线较三阳生理曲线复杂，在儿科常规疾病诊疗中应用的范围较窄，而在癌前病变及诸多疑难痼疾与危重症中应用较频繁。限于篇幅，此处不作深入探讨。有兴趣者，可详参耕铭的个人著述：《中药免疫疗法癌前介入与核心技术单元支持概述——〈伤寒论〉对现代临床医学的启示》。

小儿的病理特点及病理表现

一、病理特点

第一，《温病条辨·解儿难》曰："小儿肤薄神怯，经络脏腑嫩小，不奈三气发泄。邪之来也，势如奔马；其传变也，急如掣电。"对应的正是六经生理曲线斜率绝对值的变化规律，以四个字概括，即是"易感易传"。故儿科疾病一定要注意截断三阳病向三阴的内传，这一点非常重要。

第二，《景岳全书·小儿则》曰："小儿之病……其脏气清灵，随拨随应，但能确得其本而撮取之，则一药可愈，非若男妇损伤、积痼痴顽者之比。"故儿科疾病若是辨证准确并及时用药，大多"易疗易愈"。

二、病理表现

首先我们要明确，小儿的常规病理表现大多不离三阳病。

小儿初生，大多都是卫阳固、生元足（足月生产，母体健康，无医源性损害，先天禀赋好）。因此，若无特殊因素影响，其病理初期一般均表现为三阳病。

但是，如果经过非自然态的干扰后，则易出现三阳兼病、阴阳兼病或内陷三阴。

具体的变化过程，耕铭将通过小儿疾病最常见的病理传变途径加以说明，详见图1：

始得之，直中太阳→少阳（少阳太过即阳明）→太阴

图1　小儿疾病最常见的病理传变途径示意图

少阳传少阴的病理基础：多为医源性错误而引发病能窃踞，或患儿素体伏邪导致内外合病。

少阳传太阴的病理基础：多为后天之本固护不当，如肆食寒凉、攻伐太过等。

少阳传厥阴的病理基础：多为先天形气不足，加之治疗方面的延误。

此处需要特别指出的是，倘若患儿内陷三阴病，在中医的治疗过程中，有时便会不可避免地出现"瞑眩反应"。我们须提前与患儿家属进行交流沟通并予以必要的解释说明，以免造成不必要的误会与纠纷。

中医临床"瞑眩反应"概述

　　疾病不会凭空产生，也不会凭空消失。医学不等同于其他科学，容不得在患者身上打半点儿折扣。一切诊疗的核心都应在维系患者生命质量方面做根本打算，而诱导"瞑眩反应"的产生则是打破病理稳态根治疾病的必由之路。

　　"瞑眩反应"是机体主动顺势疗法的临床主要表现形式，也是传统中医学独特的治疗经验。传统中医学认为，每个人的自我修复能力是很强的，只不过现代医学过分关注疾病而非人体本身，局限的药物或手术的针对性治疗无法复制人体的自我修复能力，无法根据自身的能量大小、正气强弱来修复某些病变的地方。而我们即将介绍的"瞑眩反应"却恰恰弥补了现代医学在这方面的不足。

　　"瞑眩反应"是指病理状态下的个体在药物及其他治

疗方式的良性诱导下建立起的一种抗损伤和修复能力的表现，是一种打破病理稳态、重新构筑人体免疫新平衡的发生过程，也是诸多慢性痼疾治愈过程的中心环节。医圣张仲景的《伤寒杂病论》便是集"瞑眩"理论与应用之大成，如去桂加白术汤条方后注"初一服，其人身如痹，半日许复服之，三服都尽，其人如冒状，勿怪。此以附子、术并走皮内，逐水气未得除，故使之耳"；乌头桂枝汤条方后注"其知者，如醉状，得吐者，为中病"；《伤寒论》101条"凡柴胡汤病证而下之，若柴胡证不罢者，复与柴胡汤，必蒸蒸而振，却复发热汗出而解"；《伤寒论》278条"伤寒脉浮而缓，手足自温者，系在太阴。太阴当发身黄，若小便自利者，不能发黄。至七八日，虽暴烦下利日十余行，必自止，以脾家实，腐秽当去故也"等。故简单来讲，"瞑眩反应"即是以病理状态下的个体在药物及其他治疗方式的作用下，自发地出现以身如痹、如冒状、如醉状、战汗、呕吐、泄泻等异常表现为代表的一类与机体抗损伤及机能修复相关的不可避免的综合性反应。

"瞑眩"一词最早来源于《尚书·说命上》："若药不瞑眩，厥疾弗瘳。"日本古方派岱宗吉益东洞有云："药毒也，而病毒也，药毒而攻病毒，所以瞑眩者也"，如《伤寒杂病论》所载"初服微烦，复服汗出、如冒状及如醉状得吐、如虫行皮中、或血如豚肝、尿如皂汁、吐脓泻出之类"，"用之暝眩，其毒从去，是仲景之为也"。近代中医泰斗岳美中先生亦曾经明确指出："深痼之疾，服药中病则暝眩，暝眩愈剧，奏效愈宏。"日本汉方巨擘汤本求真亦曾于《皇汉医学》中载有《论中医治疗中暝眩证状之发起者为原因疗法之确证》一文，读者亦可详参。

著名《伤寒论》学者娄绍昆先生认为，"暝眩反应"的出现与《内经》中的反治法有着密不可分的临床联系。《至真要大论》曰"微者逆之，甚者从之""正者正治，反者反治"。《内经》以朴素的文字形式，表达了反治法的机制——把对主症的从治，纳入对病因、病证的逆治之中。这样，一方面能促进机体主体性反应，创造能充分显露主症的内环境，加强局部反馈信息，激活生理学上的"对抗系统"，促使正邪斗争由相持转向激化，当症状完全出来时，就能动摇机体的病理稳态而达到治愈疾病的目的。另一方面，又能最大限度地防止在从症治疗中，由于症状的加剧、病情的激化而造成的不良后果。

著名中医临床泰斗李可认为，"暝眩反应"其机理缘于低一级时空的正常阴气与高一级时空的正常阳气相顺接刹那的反应。暝眩现象出现一次，人体的能量提高一次，从某种角度讲是可遇不可求的事情。但临床实践也告知世人，并不是瞑眩现象出现的次数多，就肯定能取得明显疗效或救人之命。中医是治病了的人，而人赖以生存的那口气时时刻刻在变化，能够驾驭这口气的是每个人自己的心而不是医者手中的术。

正如《道德经》所言："将欲歙之，必故张之。将欲弱之，必故强之。将欲废之，必故兴之。将欲取之，必故与之。是谓微明。柔弱胜刚强。鱼不可脱于渊，国之利器不可以示人。"火神鼻祖郑钦安亦认为，凡服药后常有"变动"，要知道这些变动有的是"药与病相攻者，病与药相拒者"，属于正常的药物反应，"岂即谓药不对症乎？"

耕铭临床上运用反治法所遇"瞑眩反应"实属不鲜，大抵多见于较为棘手的慢性疑难杂症，以及诸多三阴病患者。习医之初，撞上的多是此类疾病，根据《内经》"明知逆顺，正行无问"的原则，坚守六经辨证贯彻治疗，基本用仲景方治愈。治疗期间，如若患者不察，偶然发现"瞑眩反应"，则周章狼狈，惊慌失措，甚者更易他医而深诋中医者不乏其人；医者胸无定见，临床亦手忙脚乱，不知所措，如若轻易其方，则实为南辕北辙矣。

这也就像《聊斋》里描述的一样，常年积聚在体内的邪气被来复之正气所逼，自然无法继续作祟藏匿下去，由于邪气魑魅魍魉的属性，反而会利用人体正气来复的"瞑眩反应"以动摇患者治疗过程中的正念，甚至会转而采用助长邪气的治疗方式，邪气一旦得到稳固，正气一旦再次遭到打压，患者就会再次深陷之前的病理稳态，甚至身体状况比之前更差。这种治疗事故，我们在临床上屡见不鲜，所以一再嘱咐患者，务必坚定治疗方针。在这方面，我们要向释迦看齐，不被鬼魅所惑，坚定正见之念，不要愚弄自己。

同时耕铭亦认为，"瞑眩反应"起了很大一部分的承担因果业力的作用，这也是患者通过疾病自我救赎、自我反省的最好方式。所以治愈是一件极不容易而又殊圣的事，这种反应有时候也是一种代偿性的因果关系，关系到患者的原生问题，也避免了医生为其承担不必要的共业。此道最微，理实无穷，病家当须细心求之，绝不要被外表所惑。

记得刘希彦老师曾经说过："我想中医真正的希望，不在于方子越来越多，不在于药物越来越多，中医最不缺的就是方子和药；中医的真正希望，也不在于中医从业者越来越多，不在于国医馆越来越多。从某种意义上，我想说中医真正有希望的标志是服中药后有过'瞑眩反应'的患者越来越多，所治患者中有过'瞑眩反应'的医者越来越多。"这句话听起来感觉很奇怪，实际上正是耕铭想要表达的。

纵观当今中医临床，近九成的中医学者与临床人士竟对"瞑眩"视之若罔、闻之若恐，具体到患者更是"畏瞑眩如斧钺，保疾病如赤子"，耕铭也由衷感叹真正发心践行仲景之学道阻且长，每天的诊疗过程更像是在钢丝上行走，加之当今社会人心惟危，医者有心欲济苍生，而又受制于居心叵测之人，实耕铭之忧虑也！

按：本节仅对"瞑眩反应"作一初步概述，具体相关细目与深层阐释请详参《中医瞑眩现象理论研究与临床实践》一书。

中医儿科临床常见瞑眩现象总结

  "瞑眩"一词最早来源于《尚书·说命上》："药不瞑眩，厥疾弗瘳。"描述的是中医诊疗过程中正邪抟结，相互交争而出现的一类奇异临床现象，是机体主动顺势疗法的临床主要表现形式，也是传统中医学独特的治疗经验。

  近代中医泰斗岳美中先生亦曾经明确指出："深痼之疾，服药中病则瞑眩，瞑眩愈剧，奏效愈宏。"著名经方学者娄绍昆先生认为瞑眩现象在常规的诊治过程中是可望而不可求的，它的出现可以调动机体主体性反应，动摇慢性顽固性疾病的病理稳态，为慢性病的彻底治愈开辟了道路。"霹雳大医"李可老中医同样认为"瞑眩"的机理缘于低一级时空的正常阴气与高一级时空的正常阳气相顺接刹那的反应，瞑眩现象出现一次，人体的能量提高一次，从某种角度讲是可遇不可求的事情。

可见"瞑眩"确为中医临床预后转归的重要分支，亦是诸多疑难病症获得疗愈的关键所在。随着后抗生素时代的到来，病邪的气焰也开始越发嚣张，加之小儿之病"脏气清灵，随拨随应"，故在传统中医儿科诊疗过程中的瞑眩现象已是屡见不鲜。但我们不应当畏惧"瞑眩"本身，它的每一次出现都意味着患儿的身体即将获得一次自我修复的机会。对于那些可能会出现瞑眩现象的患儿，我们应当有所预见并提前与患儿及其家属进行沟通，以便在瞑眩现象出现时，患家能够及时发现、反馈并坚持正确的诊疗。

有鉴于此，耕铭特尝试结合多年六经辨治儿科疾病的临证经验与体会，对中医儿科诊疗过程中常见的瞑眩现象述以大概，以期帮助众多业界同行与患儿家属重新窥探古老而神秘的中医"瞑眩"并予以充分理解与重视。

一、苗窍上火

这是患儿体内素有怫郁之邪热在经过正确的治疗后，沿循与脏腑气机特殊关联的对应苗窍"火郁发之"的具体体现。传统中医理论认为"肝开窍于目，心开窍于舌，脾开窍于口，肺开窍于鼻，肾开窍于耳及二阴"，机窍无论是在生理功能还是病理表现方面均与脏腑存在密切联系。

基本处理原则：多从宣通少阳郁结入手。

二、全身相继出现皮疹，尤以头面部、四肢为主，并伴有不同程度的痛痒感

出现此类反应的患儿多具有体质的特殊性：以内陷三阴的皮肤病、呼吸系统疾病患儿为主。服药后机体来复的正气与素体伏邪相争，层层递进，抽丝剥茧，最终完成邪气托透至经络皮毛，以人体表位的急性炎症为主要矛盾，以皮肤为凸显与透发的渠道，来完成对疾病消除的动态转化与阴阳调平。而传统中医学把皮肤称为"鬼门"，亦是在暗示其引邪外达之功能。

基本处理原则：多从透解太阳入手。

三、出现咳嗽（特别是午后或晚上加重），部分患儿亦会出现咽喉的梗塞感、上冲感和痛痒感

这在患儿服药期间尤为常见。中医经典《黄帝内经》里曾强调过："一阴一阳结，谓之喉痹。"喉咙是人体的生死关，道家则称其为"十二重楼"。十二经脉中除手厥阴心包经和足太阳膀胱经外，其余经脉均或直接抵达咽喉，或于咽喉旁经过。至于任脉、冲脉等奇经，也分别循行于咽喉。借助众多经脉的作用，咽喉与全身的脏腑气血发生联系，维持着气机升降出入的正常生理功能。所以通过治疗

与调理，患儿身体的能量格局一旦发生由否转泰的驱动过程，就会集中反映在这个经脉气血集中而又位置极为特殊的地方。

基本处理原则：多从通达少阳关窍入手。

四、头晕

这种反应一般不是服药后马上就能有的。要出现头晕现象，大部分都要经过一定的疗程，主要是由于阳气来复扰动太阴浊阴上冲清窍所致（可将患儿体内的太阴浊阴比喻为潮湿的秸秆堆，被来复的阳气引燃，滚滚黑烟直冒天际）。另外，还有一种情况，当外邪与自身正气相争得比较激烈时（如感冒发热），服用扶正方剂后，患儿初期即会出现头晕无力的反应，有的甚至会出现"眩冒"（眼前发黑，视物不清，天旋地转），这就好比"电脑"重新启动一样。同时根据李可弟子吕英老师的经验，扶正药物吃到一定的程度出现头晕甚至目眩可类比为人进入原始混沌境界的一种反应。老师说眩晕一次，机体则深度修复一次。

基本处理原则：一般不需做特殊处理，注意卧床休息，以免意外跌倒。

五、治疗期间出现类似感冒的症状

小儿的大多数疾病都是从外感类似证开始的，而在治疗过程中患儿出现类似感冒的"瞑眩反应"也是极为常见的。六经皆有表证，外感是表证中最具典型性的病理雏形，治疗期间机体可多次通过表证的生理反馈与连锁反应而实现人体免疫系统的规律性更新与修复。以发热为例，发热主要是为了提高机体的代谢率，它实际上是 EP 分子在交叉促进与帮助体内免疫系统良性应激过程中的一个附属生命活动，促进免疫应答是其核心目的，一旦出现了在临床治疗中可控、可操作的正邪交争的"调定点"，我们就会有更大的治疗契机与把握。所以，促进人体正气的恢复、增强机体自我排邪的能力是中医治疗任何疾病的关键。

基本处理原则：多从宣解太阳营卫入手。

六、忽然腹中疼痛或腹内寒热不调，患儿矢气泄泻频频，甚者恶心呕吐、不欲饮食

这是因为在治疗期间机体正气来复，开始通过逆向主动调节将人体经脉和脏腑内潜伏已久的浊阴之邪经三焦膜腠代谢动到消化道而排出（脾胃中土，万物所归）。而这本身与消化道的作用方向完全相反，所以机体为了顾全疾病的主要矛盾和转归态势，会暂时屏蔽掉消化吸收的生理

过程，专注于给邪以出路，自然也就有可能出现不欲饮食、恶心呕吐、下利的反应。

传统中医理论认为，脾胃是人体最核心的枢纽，它通过中气的运转来带动四维的升降出入。而大多数患儿在得病时的身体状态都是《周易》里所讲的"否卦"之象（天地否，不交不通，则万物不能遂其生，不能通顺和达于四方而万事咽阻）。否卦，意预着由安泰到混乱、由通畅到闭塞、由清明到晦暗，黑暗势力增长、正义力量势消的动荡时期，即一种阴阳否格的状态。经过一定时间的治疗，当量变引起质变时，患儿体内便会出现一种类似于"盘古开天地"的效应，从此清阳自升而浊阴自降。

基本处理原则：多从疏利少阳膜腠入手。（耕铭个人体系中将消化系统看作是内分泌系统的外环境，而从消化系统论治诸多内分泌系统疾病也是少阳病治法的一大亮点，很多内分泌紊乱患儿的"暝眩反应"也多集中表现在消化系统）

七、无精打采，慵懒无力，异常困倦

这是治疗期间阴阳各归其位后机体出现"休养生息"的表现，患儿平日的虚性亢奋得以平潜，避免了体内气血不必要的透支与浪费。

基本处理原则：一般不需做特殊处理，只需屏蔽掉外界一切干扰，给予身体充分的休息即可。

八、对于许多内心世界充满暗能量的患儿，治疗期间可能会出现频繁做噩梦的情况。患儿梦到的大多是曾经经历过的阴影或是一些比较诡异的事物，有的甚至会出现身心各种原始压力的强烈释放

这就好比阴霾弥漫的冬天遇到了当空烈日，烧灼僭上阴尽而出现的象征性的"排邪反应"。在此期间，如果配合适当的心灵疏导，将会起到事半功倍的治疗效果。我们也发现在阴影疗愈中，患儿的立场会不停地将心理动力带到表面，这些大多都是一些原生的恐惧、压抑与悲伤，随后治疗会更容易渗入并发挥功效。

基本处理原则：多从和解少阳枢机入手，并配合心理疏导。

九、出现时间规律性发作的病症与反应

传统中医理论中十二经脉的气血流注都有其特定的对应时间区段，这也决定了治疗期间不同脏腑所属经络可能会出现当令循行所伴随的人体自我修复过程。

基本处理原则：多从六经欲解时辨证（六经病得旺时

而剧或得旺时而愈）或五输穴治疗（病时间时甚者，取之输）入手。

十、现有症状或体征出现一过性的加重，甚者此前所患过的疾病也会出现复发的可能

前者得益于治疗期间引动的正邪相互交争，倘若笃定坚持治疗，有即将正胜邪负之势。后者耕铭将其称为"倒带式反应"，亦即人体正气来复后，机体依靠其强大的生理记忆能力，尝试唤醒人体中沉睡的自我修复与整合系统，从而从根本上实现全观整合的疗愈（机体的生理记忆能力决定了"瞑眩反应"发生的针对性与合理性）。此种反应多见于反复迁延难愈的疑难病症，同时多伴有误治史。这里我们需要明确：病之来路亦即病之去路。邪之犯人，由表及里，由浅入深，层层递进，而正气来复之后，则是逆着这种态势，抽丝剥茧般地将邪气重新托出去。

基本处理原则：观其脉证，知所从来，随证治之。

最后需要特别强调的是：

1. 以上所列仅为中医儿科瞑眩现象中最常见的几种基本情况。因患儿的病理基础与病理发展态势的不同，临床上亦会伴随出现其他个体特异性反应，而基本的处理原则

仍是结合六经辨证进行顺势治疗，同时要充分权衡中西医诊断与治疗方面的差异性，排除西医病理与诊断对中医治疗的干扰，明晰六经转归至理和中药的特殊属性。

2."瞑眩反应"期间，患儿家长不察、心生胆怯而不配合，以及医者胸无定见、治无章法是临证的两大难关，也是临床压力的核心聚焦处。做好医患交流和临床技术的严密落实与高水准提升工作尤为重要。

3.《伤寒论》的功底必须要做扎实。反复学习、思考《伤寒论》，把《伤寒论》读活，将《伤寒论》条文落实在患儿身上。在患儿身上读出《伤寒论》的滋味，不断探索与验证以求取临床真谛是我们应有的追求。

中医儿科临床检查的几点注意

与临床各科一样，传统中医儿科疾病的诊查不离望、闻、问、切，但由于小儿在体质、形态、病生理方面的特殊性，加之小儿在诉求表述及诊查配合方面的诸多问题，使得儿科一度被业界视为"难科""哑科"。此外，小儿疾病传变急骤且易由三阳内陷三阴，由此带来的临床风险亦需引起高度重视，作为一名儿科医生应当有能力识别患儿各种细微体征，明确判断孩子是否患病，从而做到早期诊断、早期干预，以防止并发症与不良后果的出现。有鉴于此，耕铭尝试结合自己从事儿科临床的些许体会，总结了以下几点诊查注意供临床同道参考。

1. 小儿舌质较成人红嫩（不要过分夸大或误诊为有热），初生儿舌红无苔和哺乳婴儿的乳白苔均属正常舌象。

2. 因母乳中含有天然的胆固醇，脂肪含量比较高，故母乳喂养的小儿，大便较软较烂，粪色黄，便中不消化的乳凝块较少，气味酸臭，不成形，而且次数偏多；而牛乳或羊乳喂养的小儿则大便较干，粪色多淡黄，便中不消化的乳凝块较多，但均不作病态观。因此，针对哺乳期的小儿，我们需要留意其喂养方式与大便类型是否相对应。

3.鼓励孩子进行自我表达，营造轻松氛围，注意眼神交流，千万不要忽略孩子的自尊心与敏感特质，尝试应用"逗乐技巧"并予以适当引导与鼓励，切忌误导式提问。家长代诉固然重要，但要放在次要顺序，应以儿童表述为先（婴幼儿除外），要记住诊疗的主人公是孩子而不是医生和家长。

4.新生儿及婴幼儿期的孩子（尤其是出生后半年以内的婴儿）大多不能较为直接而又准确地表达自我诉求，故我们在临床中尤须留意与关注以下体征。

（1）哭声：有力，多见于阳证；无力，多见于阴证。这里需要特别强调"冰泉冷涩弦凝绝，凝绝不通声暂歇"的"怨妇式"哭声，一旦出现，须引起高度重视。

（2）情绪：易激惹状态（亦即"烦躁"），多见于阳证与阴证的极期（又以阴证多见），一旦出现，必须引起高度重视。

（3）饮食：不愿意吃饭或食欲明显减退不是好现象，

121

提示可能已经患病。

（4）睡眠及精神状态：生病时会喜欢躺着，不愿意动弹，也会持续出现萎靡与昏睡。

（5）肌张力：偏高，多见于阳证及表实证；偏低，多见于阴证及表虚证。

（6）口唇及舌质颜色：淡白多见于贫血；发绀多提示缺氧，病情大多较为严重，需重点排查呼吸系统与循环系统疾病。

（7）睫毛：睫毛密而长的小儿，多患有慢性虚弱性疾病。

（8）血氧饱和度：是报告患儿缺氧最及时、最迅速的指标，一般通过指套式经皮无创即可测得，是耕铭在临床中常用的辅助检查手段。偏离正常值（小于95%或上下肢差异大于3%），说明患儿极可能存在呼吸或循环系统的问题（尤其需要警惕先心病的可能），一旦出现，必须排查。

5. 与小儿呼吸及循环系统问题相关且需特别警惕的五大指征：

（1）血氧饱和度偏离正常值：多见于低张性缺氧。其中外呼吸功能障碍型，见于肺炎、呼吸衰竭等；静脉血分流入动脉型，多见于从右向左分流的先天性心脏病等。

（2）发绀：多见于循环性缺氧（其中全身性循环障碍

型，多见于心力衰竭和休克等；局部性循环障碍型，见于血管炎、血管痉挛等）或低张性缺氧（可见血氧饱和度明显偏低）。

（3）杵状指：多见于慢性心肺疾病。

（4）交替脉、水冲脉、奇脉：多见于危重型心肺疾病。

（5）随体位改变的症状或体征：主诉多以闷、堵、痛、胀为典型，可伴有周身水肿，暗示极有可能存在体腔积液，儿科临床中多见于由心肺功能异常引起的胸腔、心包积液。

耕铭结合个人儿科诊疗的深切体会，尝试总结出了"崇尚温通以运生，慎用寒凉误打压"的十四字临证体悟。以小儿湿热、毒热病为例：究其本质，热是因湿、毒郁甚而生，当然热甚亦可闭阻气机而助生湿毒，但若只盯"热"字而滥用寒凉太过，反而会致冰伏而凝结湿毒不散，故耕铭在临证中总以温通为要，兼佐转枢脾胃中州营卫、透达膜腠调畅气机、芳香温化湿毒。如怕助热，可稍佐清热药；如兼有血热互结之势，可合用《金匮要略》桂枝茯苓丸，如此方得稳妥周全之治。

正如《内经》一再强调，"治病必求于本"。例如儿科临床中常见的由积滞导致的泄泻，实际上此种表现属于患病机体的良性修复态，有时我们反需根据《内经》反治法，诸如"通因通用"等治疗原则进行辅助干预。同时根据耕铭的临证经验发现，此类患儿大多会同时伴有内热咳嗽，有的患儿甚至持续咳嗽数周到数月不止，而这些临床表现大多归结于少阳区块夹湿夹郁。耕铭会尝试采用柴胡理中类方介入治疗——患儿服完中药后泄泻反而会出现一过性加重，这实际上是患儿机体少阳湿郁外排之佳象，即《伤寒论》98条之"与柴胡汤，后必下重"，机体通过"泻"法将积滞排出，诸如泄泻、咳嗽等或然证亦随之得以全消。

面对同样的情况，部分患儿家长可能会首选常规的止泻、止咳等对症治疗，如此一来则易埋下"闭门留寇"的隐患。再如常见的小儿发热，盲目滥用退热药、抗生素等已逐渐被业界所诟病，但依旧无法制止某些求急心切的家长为自己的孩子"雪上加霜"，加之现代西医对症治疗与传统中医对证治疗的根本差异，导致许多患儿沦落为过度医疗的受害者。如此一来，反倒徒增儿科医疗成本与负担，儿科医源性疾病只增不减！现今社会自身免疫性疾病大幅趋于低龄化，与之有着密不可分的因果联系，我们在临床中也曾系统统计过：许多患有淋巴瘤的青少年患者大多自童年起都有过较长时间的抗生素、输液治疗史，这在我们中医的疾病观中当属滥用寒凉郁遏之法导致的打压正气、郁遏邪气，患儿的身体从此转为伏邪难透、半生半死的格局，从而为后续出现的一堆奇奇怪怪的后遗症埋下了伏笔。

这些后遗症的周期长短不等，有的会集中爆发在青壮年时代，因为这个时期患者机体自身的能量格局大多集中于少阳区块，易伴生少阳相火妄动之势，也容易出现阴阳往来、正邪交争的病理局面，常见有急性白血病、淋巴瘤、肺结核、甲亢、红斑狼疮、过敏性哮喘、溃疡性结肠炎等疾病的发生。有的会集中爆发在中年和老年阶段，此时体质由三阳逐渐并入三阴，机体的阳气日渐虚衰，身体"自我监视"与"维持稳态"的机制出现了波动，容易出现病魅显露、伏邪成巢的局面，很多人莫名其妙地被查出了乙肝，一次普通的感冒就可以并发感染性休克而被送进 ICU，有的还会查出患有癌前病变，甚者已经走向癌症的结局。

由此可见，儿科是人类社会医学之始，走好儿童生命健康的第一步显得尤为重要。中医儿科秉承了传统中医的深厚底蕴与宝贵经验，与现代儿科医学相比具有其无法替代的人体疾病观与哲学方法论。随着近年来国家政策对中医儿科事业发展的大力支持，希望我们的儿科工作者们肩负起"中医先行，奠基未来"的健康使命，在中医药的伟大征程中稳步向前！

小儿疾病初期多见三阳病，但由于其"易感易传"的特质，同时受时空、精神、医疗等诸多因素的影响，我们在临床上很难精确评估患儿疾病是否存在内陷三阴的趋势。即便当下没有，随后也有可能会出现内陷三阴的情况。所以，我们应当有所预见性地采取必要的截断措施来防止此类情况的发生，具体举措我们将结合"熵增定律"的启示简述如下。

一、擅用"姜"

中国人自古以来就对"姜"有着特殊的情愫，饮食、用药都离不了"姜"。仲景创制的六经病，除了阳明病极期，剩余的对应经方中几乎大半都有"姜"的影子，并且我们扶阳的核心便是方剂中"姜"的剂量掌控（特别是干姜）。耕铭常言："扶阳重不在附子，而变通于干姜。"干姜不仅能够预防三阳内陷三阴，对于阴证的极期更是起着不可替代的增效与救命的作用。而反观当下，很多临床医生的处方里很少会用到"姜"，甚至因其所谓的"燥热之性"而畏惧"姜"。"晚上吃姜胜砒霜"之类的歪理邪说更是被夸大得荒谬至极。

为了进一步破除诸多临床医生对于"姜"的恐惧，我们将结合干姜的两种常见配伍（干姜配附子、干姜配甘草）及临证体会简述如下：

单纯应用附子并不是仲景的特色，而且在附子与干姜的配伍中，干姜更具主导性。20世纪二三十年代"中医科学化"思潮代表谭次仲先生就曾一针见血地指出："附子强心，能治轻度心力衰竭，若重证非合干姜不为功。"所以，通脉四逆汤中倍用干姜有两个原因：第一，增效生附的回阳之力；第二，加强甘草的固护津血的作用，即后世中医所说的"培土建中州"。

此处需要特别强调的是，干姜法是仲景针对阴性体质状态下的固阴大法（防止津血的急性损耗），加上甘草就会养阴，加上人参则会生阴。后人所认为的干姜耗阴伤阴，仅仅是根据它辛辣的性味而体悟出来的，这还是比较肤浅的。服完干姜后，的确会出现口干口渴，但这并不是耗阴伤阴的缘故，而是因为干姜能够抑制腺体的分泌。有关"姜"临床应用的具体探讨可参照《伤寒耕读录壹：理法方药，医海去芜存菁》之《扶阳重不在附子，而变通于干姜——〈康治本〉回阳类方溯源》一文。

二、保证人体气血水代谢的正常

气血水代谢（可类比内环境状态变量）与疾病的发生发展及变化有着密切的联系。气血水不利，既是病理产物，也是病理基础，更是推动疾病发生发展变化的核心"加速器"。

娄绍昆的老师张丰先生就曾说过："《伤寒论》里有关死亡的条文所论述的病况，用现代医学的眼光来看，好多死亡的病例不是死于疾病，而是死于水和电解质平衡的失调（水、电解质代谢紊乱是气血水不利的主要表现形式）。"

因此，维持机体气血水的正常代谢是防止疾病由三阳内陷三阴的核心切入点，也是诸多疾病治疗成败的关键。

日本汉方大家远田裕正曾经说过："整部《伤寒论》就是一部完备的人体津液代谢论。"可谓是对于《伤寒论》最高境界的概括。又如内藤希哲所云："是以仲景开口则言阳气，言胃气，言津液，其或言阴气，言营卫气血，亦不外斯阳气津液也，人身之至宝莫大焉。"仲景在诊疗过程中无处不暗示着调平气血水代谢的重要性，如以《伤寒论》"开天辟地"第一方、中国的古典"红牛功能饮料"——桂枝汤为例以示其法度：桂枝温通阳气，芍药利水除血痹，生姜固运中州，枣、草补虚益气血。

"六经欲解时"在中医儿科临床中的应用

  "六经欲解时"归属于时间医学,与疾病的转归有关。我们在儿科临床中,主要运用其推测患儿一般疾病(如感冒、发热、咳嗽、腹泻等)可能会出现加剧或向愈的时间。对于诸多慢性病或危重症可能并不适用,因为这些疾病并不是单纯或一过性疾病,可以存在许多合病、并病等情况。然而客观来讲,"六经欲解时"在临床中同样具有灵活的权变性,这与我们在针灸临床中发现的"穴位位移"类似。所以读者们需要明白,"六经欲解时"并非绝对真理,而是古人用来指导用药、服药的一种顺势思维的规律性概括抑或推演,它具有理论广谱性但不具临床特异性。这就好比我们中医教材与医师考试理论上默认脉浮主表,但在临床上,我们确实发现不少里证亦现浮脉。因此,我们最终还是应当回归到最传统朴实的六经辨证上去,切忌生搬硬套。

姚梅龄先生对于"六经欲解时"的理解值得借鉴，他认为"六经欲解时"类似于六经的生理旺时。因而在疾病转归上，在生理之气旺的时候，正气一鼓作气战胜了邪气，那疾病就痊愈了。所以说单纯的太阳病如果要好了，在一天当中什么时候最容易好？就是从巳至未上。但在临床上，大多表现出来的是症状加剧，这是因为虽然这一段时间经气较旺，但并不能完全祛除邪气，从而出现了正邪交争、互不相让的情况，所以症状会加剧，也就是说正气也没有完全打胜，邪气也没有完全退尽，那就导致经气旺时正邪相抟的症状更加显著。

所以有《伤寒论》注家说"得旺时而甚"。大家要注意，这时候可千万不要像西医一样，以为患儿症状加重了，见炎消炎，见热退热，见咳止咳……一股脑儿地滥用抗生素、退热药、激素等。这一捣饬可不要紧，这种顺势自愈的倾向又被人为地干扰破坏，又把疾病给压回去了。所以张仲景讲六经病得旺时而愈，实际上还有一层理解，便是"得旺时而剧"。临床上患儿服药后在午后或半夜出现症状加重的情况尤为常见，如战汗、发热、咳嗽、呕吐、腹泻等，值得思考。对于"六经欲解时"的临床意义也值得我们反复思考与体会，更需要大量的病例积累与观察。这应该也是中医临床中"瞑眩反应"的一种特殊表现形式，核心本质还是正邪交争导致邪气外托。

这里我们以"厥阴病，欲解时，从丑至卯上"为例进行简要分析。"丑至卯上"是哪个时间段呢？大致上是凌晨1点至早上的7点，而与它在六经气化上互为表里阴阳的少阳病的欲解时是"寅至辰上"，大体上是凌晨3点到早上的9点，二者有明显的时间段交叉重叠，这种重叠也在暗示着它们在治则治法上有共性。

对于厥阴病的预后判断，大家还可以参照《伤寒论》332条"期之旦日夜半愈"，这里仅仅讲的是病情向愈，实际上从六经旺时的角度考虑来看，甲子夜半少阳起，少阳之时阳始生，患儿在这个时间段也会出现"夜半阳气还"所伴随的正邪交争剧烈的现象，患儿的病情可能会"加重"，这实际上是好事。倘若"阳气退"而致"有阴无阳"的话，患儿连这种调动机体自我排邪的能力都没有，那预后转归也就不甚理想了。

耕铭在临床上应用柴胡剂治疗少阳、厥阴区块的咳嗽是屡试不爽的，这种患儿多见于感冒或肺炎后期（尤其是使用抗生素、激素或输液后）表解但伴随部分余邪入里伏于半表里，咳嗽尤以夜半剧烈，甚则痛引胁下或心胸，同时病程持续较长，咳嗽自觉有痰但难以外排，这个时候耕铭的基础方一般都会以小柴胡汤打底，根据患儿兼证的不同，以及六经体质的特殊性，灵活合用苓桂术甘汤、麻杏石甘汤、四逆汤、真武汤、小陷胸汤、小青龙汤等，效果出奇得好。

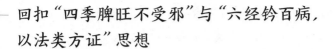

回扣"四季脾旺不受邪"与"六经钤百病，以法类方证"思想

一、四季脾旺不受邪

脾胃五行属中土，内蕴土气，外系生运。"春江水暖鸭先知，人体不适胃先知"，许多疾病发作的前驱期都以胃肠不适为主要特征，如急性心肌梗死等急危重症的超早期表现，可能就是单纯的消化道症状，小儿诸多传染病、免疫功能异常疾病、过敏性疾病、脏腑炎症等疾病初期亦多伴有胃肠不适。"平人之常气禀于胃。胃者，平人之常气也。人无胃气曰逆，逆者死。"从一开始到最后，"胃气"始终扮演着至关重要的角色，而在我们的诊疗过程中，"保胃气"的诊疗思想也已成为一种默会的中间过渡程式。

《素问·太阴阳明论》里讲过："脾者，土也。治中央，常以四时长四脏，各以十八日寄治。"说的是脾不单独主某季，而是分主四季中每季前后各九日，即十八日。以立春为例，即立春前九天＋立春＋立春后八天。立夏、立秋、立冬皆仿此。四季共七十二日，此之谓"长夏"。在此期间，小儿可以适当服用健运脾阳的中药或进行脐疗，由此中气充盈丰沛，自然得以带动四维阴阳的升降出入，人体得以维持动态平衡，此即《金匮要略》中开篇强调的"四季脾旺不受邪"。

二、六经钤百病，以法类方证

我们在治疗小儿疾病时，同样宗于六经辨证，遵循"六经钤百病，以法类方证"的思想。具体而言，即是先定六经，再分表里，再扣方证，再细化药证，再权变配伍。而我们六经辨证最主要的特色就是类经而不类病名，以六经总领临床之扼要，而六经之中不唯传变抑或兼并，六经之中亦可再分六经，病位、阴阳处处可见。由此，我们的中医临床体系就会变得非常提纲挈领而又简约实用。同时我们也要明白，一旦选用六经辨证的话，就要敢于打破常规内科学思路的桎梏，立法着眼处不能太过拘谨小气。

中医儿科临床中神奇的"母病及子"

　　临床上患儿经久不愈的疑难杂症，在父母疾病偶然治愈后奇迹般地随之而愈的情况并不少见。"母病及子"不单单是遗传的问题，它超乎遗传，它与家庭能量场的场域效应，以及相互感召有关。

　　一个家庭就是一个整体，我们的中医辨证不离整体观，超越身体本身之外的事物亦复如是。我们把人体的五脏六腑看成一个整体，有君主、丞相、将军等，而我们的家庭也与此类似，无论是父母还是孩子，甚至是家里的宠物都分属了不同的脏腑特质。一个家庭就是一套完整的躯体，家庭不和谐、不幸福的人或多或少也是病态的。

　　家庭作为一个共同体，承载了几代人灵魂的根性，因此全家人的心性是相通的，是有因果关系的，而整个家庭的属性都可以集中体现在一个身体里，所以一个孩子的问题，实际上并不单单关乎孩子本身。这也是我们为什么有时会在临床上要求一些患儿的家属陪同患儿一起治疗的原因。正如印度哲学家克里希纳穆提所说："你的问题就是世界的问题，我们不是孤立的个人，而是整个人类与错觉、幻想、追求、痛苦、无知、冲突、绝望和不幸斗争的结果。不意识到这一点，就无法去改变束缚在自身的限制。只有当我们意识到每个人的行为方式是分裂的时候，才会有完整的行动。"

耕铭在临床的反复求证中也发现，"母病及子"的病理雏形以太阴病多见，主要与患儿的先天体质（如父母是太阴体质，导致患儿出生后也是太阴体质），以及原生家庭环境（如原生家庭下的阴影）有关。具体到肿瘤的治疗，成人与儿童都一样，"母病及子"很常见，"子病及母"亦不少见。大家不妨仔细端详一下"愈"字底下根于何物？心矣。所以，一场轰轰烈烈的治愈靠的是患儿及其家属的配合与觉悟。

中医儿科的优势疗法——脐疗

　　脐疗（属外治法）是指将中药直接打成粉或制成膏药后，贴敷于患者肚脐，或外配艾灸（热敷）的一种疗法。它是药灸的一种延伸，但因其施术位置的特殊性，加之患儿神阙及脐周经络感知灵敏，已逐渐成为小儿常见疾病的优势疗法。对于诸多对内服药物尚不耐受、口服汤药困难或内科治疗依从性较差的患儿不失为一种较为理想而又简便的绿色疗法。

　　但就临证疗效而言，耕铭并不建议直接将中药打成粉末贴敷于肚脐，因此法亦类似于散剂的使用，忽视了高温煎煮时药物之间的相互作用，且量效上不尽如人意。此外，耕铭在临床实践过程中也发现：直接打粉贴敷者，多不显效；制膏贴敷者，常有奇效。

　　小儿脐疗取效的另外两个关键在于：①中药的应用依

旧不离六经辨证；②外配温灸。

脐疗之所以如此神奇，不仅仅是"神阙"的效果，其左右各旁开半寸还有"肓俞"镇守，一灸双鸟，效果自然非凡。传统中医认为，"肓"和"三焦"密不可分。清代唐宗海在《医经精义》里也强调过："肓俞，肓膜之要会在此也，入于肾，上络心，循喉咙，挟舌本。"这说明三焦网膜的中心处就是"肓俞"，而其背后的膀胱经、身前的肾经都在通过"肓俞"给这层网膜源源不断地提供能量。凡虚劳引起的各种不适均可选用"肓俞"。

脐（即神阙穴）位于腹部中央，是人体最重要的经穴之一，为十二经络之根、呼吸之门。医学界曾有人用"黄金定律"来测量人体并惊奇地发现：从肚脐到脚底的长度与从肚脐到头顶的长度的比值恰好是 0.618。等言之，肚脐恰好位于人体的"黄金点"上，是调节人体的最佳作用点。

脐在胚胎发育过程中为腹壁最后闭合处，脐带是联系胎儿与母体的营养通路，也是胎儿代谢产物排出体外的通道。胎儿出生后，脐动静脉的作用虽被体循环所替代，但与全身各处的联系仍未完全退化，脐部皮肤除了一般皮肤所具有的微循环外，脐下腹膜还分布有丰富的静脉网，浅部与腹壁浅静脉、胸腹壁静脉相吻合，深部与腹壁上下静脉相连，腹壁下动脉分支也通过脐部，所以脐可以通过旺盛的血液循环与全身沟通。

同时，脐部皮肤也有特别之处，表皮角质最薄，屏障功能最弱，并且皮下无脂肪组织，皮肤与筋膜、腹膜直接相连，所以脐与其他部位相比，药物更易穿透脐部皮肤并可迅速弥散入血通达全身。

附: 脐疗的相关操作及注意事项

①一般宜采取仰卧位，充分暴露脐部。

②脐孔内常有污垢，进行脐疗前，一般应先用酒精或碘伏棉球对脐部进行常规消毒，以免发生感染。

③敷料填满肚脐后，使用 PU 膜防水贴进行封固，之后将点燃艾炷的艾灸罐，用罐套包好置于肚脐上进行艾灸，艾灸时间以 60 ～ 90 分钟为宜。

④艾灸后，继续留置脐内敷料；留置满 6 ～ 12 小时后，可以将脐中敷料取出，并用温开水进行清洗；最后用酒精或碘伏棉球对脐部进行二次消毒。间隔 1 ～ 2 天，可重复进行脐疗。

⑤小儿脐部皮肤娇嫩，脐疗时间较长或次数较多时，宜先在脐部涂一层凡士林后再进行脐疗，可避免脐部皮肤起疱。如若脐部出现水疱，轻者可自行吸收，较大者可用消毒针具将其挑破并进行消毒处理，保持局部干燥、清洁、

透气，不建议贴敷创可贴、涂抹药膏，待其结痂自愈即可。

⑥相较于传统中医内科口服中药的治疗方式，脐疗简便、即时、稳妥且易于接受。但限于部分患儿"神阙"的敏感程度有限、病理稳态较为顽固，透皮吸收的量效发挥与实质药效的作用产出不甚理想；同时临床诸多急危重症的治疗，脐疗相比汤剂往往缓不济急或力有不逮。故脐疗的最大优势在于慢性长期保健与调理。倘若脐疗效果不明显或病属急危重症或沉疴痼疾，建议首选内服汤药治疗，以免延误病情。

妊娠期"超前儿科"与中医的"有故无殒"

黄帝问曰：妇人重身，毒之何如？

岐伯曰：有故无殒，亦无殒也。

——《素问·六元正纪大论》

吉益东洞曾有云："古语有之曰'有故无殒'，此证而用此药，夫何忌之有？自后人为妊娠而建其药之禁忌也，终使有其证者，不得用其药，悲夫！夫妊娠者，人为而天赋也，故仲景氏无有养胎之药，免身之后亦然。故方其有疾而药也，不建禁忌。"诚然，医者之事，唯有当用与不当用，岂有必禁之理哉？惜乎后人不思经旨，亦不尚实践，因噎废食，作茧自缚。凡涉胎产，先列诸禁，再议诊疗，但又碍于"有故无殒"，遂言若有必用之情，亦可斟酌一二，实则皆不能用（但凡运用慎禁之品，稍有变动便是众矢之的，以至高明之医亦不敢翻案，或坐视不救，或敷衍搪塞），甚者数典忘祖，巧立名目，为补肾填精、益气补血大开方便之门。

脱离了客观实证的禁忌，对于中医本身来说，不仅无益，反倒有害。我们与其拘泥于后世的条条框框，不如径从"六经辨证"切入来得实在。耕铭认为，"六经辨证"本质上是一种试图在精微和粗顿能量异常状态中尝试诠释"标本中气"的诊疗工具，它已经近乎完美地诠释了人体小宇宙内"各卦各爻"最基本的运行规律与变化方向。

下面我们具体分析一下吉益东洞在《建殊录》中的一则医案：

京师生洲松屋源兵卫妻，胎孕二三月，腰背挛痛，四肢沉重，饮食无味。先生诊视之，为桂枝加附子汤饮之，时以十枣汤攻之。每攻诸证渐退，及期母子俱无损伤。

有了正思维，即便是有孕在身，小宝贝照样可以看成是六经中的一部分，两个生命体，一种能量共存形式，临床一出手，就能在"有故无殒"的情况下用十枣汤（峻泄三焦）与桂枝加附子汤（温阳通络）治好孕妇的留饮挛痛。没有《伤寒论》强大的功底，也不敢如此"猛浪"。纵观整场治疗过程，简洁明了而又有条不紊，可见东洞先生对于病势的把握是了然于胸的。

这则医案极为简短，但它所蕴含的信息量与临证启迪却是非常大的。同时我们也发现，此案背后的核心病机与现代临床中罕见的"镜像综合征"的病理特质比较相似，我们也不得不怀疑此案的孕妇可能就是一例"镜像综合征"体质的超早期（妊娠早期）代表。因此，接下来我们将尝试结合《当准妈妈遭遇"镜像综合征"》一文对东洞先生的留饮掣痛案加以现场"还原"与补充说明。

25 岁的郑女士来到医院时，全身已肿胀，超声提示腹中胎儿也水肿。"镜像综合征"，教科书里的名词，顿时出现在医生脑海中。查看病史后，医生发现郑女士建大卡时被查出贫血症状，她和丈夫的血型极易发生 ABO 溶血（按：溶血可能会导致胎儿出现水肿、贫血、肝脾肿大等症状）。综合以上病症，专家建议她尽快去消化科、内分泌科就诊，并进行血清抗体检测。中孕期时，B 超筛查发现郑女士单胎颈项软组织增厚（按：胎儿颈项软组织增厚，常见于染色体疾病，也有可能是在暗示胎儿出现了水肿的倾向），医生建议尽快进行羊水穿刺，排除染色体疾病和危险。可遗憾的是，这些及时规范有效的建议被郑女士忽视了。

郑女士中孕期出现下肢水肿（按：此为病理性水肿，与静脉回流受阻有关，属于右心衰的表现），常常活动时就会发生气短，休息后才能得到缓解（按：属于劳力性呼吸困难，为左心衰最早的表现）；

水肿的情况到了孕晚期更加严重，下肢、腹部均出现了不同程度的水肿（按：右心衰的问题逐渐凸显，严重者有全心衰的可能），每日都可能出现 2～3 次宫缩。郑女士再次来就诊时，专家立即启动动态监测并开展系列检查。在检验科、超声科的协助下，结果出来了：孕妇出现高血压、多个蛋白尿，这是重度子痫前期症状；由于蛋白流失，孕妇出现低蛋白血症，持续贫血仍然存在，胎儿出现宫内生长受限。专家全面细致评估后，揭示了母体和胎儿之间三个共同点：水肿、体腔积液、全身状况差。最终，专家高度怀疑郑女士患上了罕见的"镜像综合征"。

孕 32 周，无论是终止妊娠还是继续治疗，对专家来说都是极大的挑战。动态胎心监护显示基线变异差，胎儿有宫内缺氧症状。由于胎儿、胎盘都有水肿现象，专家紧急制定了抢救策略——迅速终止妊娠。实施剖宫产术中发现，胎儿肤色已呈灰白，胎儿取出的一刻，所有医护人员都松了一口气。

（摘自《解放日报》，作者：顾泳）

以上为"镜像综合征"的整个发病过程，我们会发现患者的症状亦不外乎都是"阴盛阳衰"导致阴邪进一步泛滥全身三焦膜腠的结果，而我们的立法依旧不离"扶阳蠲阴"与"峻泄三焦"。东洞先生有是证用是方，单刀直入，以至"每攻诸证渐退，及期母子俱无损伤"，而这也是后世中医及现代医学都始料未及的。此处需要注意的是，"腰背挛痛，四肢沉重，饮食无味"这几个症状，但凡是孕妇都有可能出现，它们与甘遂剂，以及"姜桂附"的应用并无必然联系，东洞先生临证真正的着眼点实为孕妇潜在的"留饮"体态。

客观来讲，郑女士"留饮"的病理体质基础或许在妊娠早期就已经存在，并贯穿了疾病（镜像综合征）的整个发生发展变化过程，妊娠后期出现的危象并非是偶然，而是疾病转归的必然。相较于现代医学在终末期迫不得已的外科手术，东洞先生的早期截断似乎更胜一筹。我们也要明白，即便没有现代医学的精准检查，也丝毫不会影响我们对于患者病机的把握与及时有效的诊疗。

单就病势来看，我们若直接将东洞先生的方案运用于"镜像综合征"的终末期治疗还是稍微欠考虑的，毕竟二者在病理次第上还是存在有些许差异。茯苓四逆汤倍增干姜加肉桂合甘遂半夏汤，必要时亦需考虑"提壶揭盖"效应，佐以麻黄、杏仁，并注意麻桂配伍比例与表郁程度的关系，这才是更加切合实际的方案（"镜像综合征"与"心力衰竭"在六经治疗上具有共性）。

或许我们会有这样的疑问，现代医学体系下的药物都有禁忌指征，难道中医体系下的中药就可以没有吗？当然不是，中药也有禁忌指征，但中药的禁忌指征并不是具体的症状或体征，也绝非是现代医学所谓的有效成分，以及药理毒性所能涵盖的，更不是不明原由地乱设禁忌的愚者所能思索的。它只能被感知、被运用，却不能被定义；它没有一个固定的形式，也不为某一特定人群而设；它体现在中医遣方用药的法度上，体现在六经层次下所对应的方证与药证上，并经过了上千年的检验。一言以蔽之，即为"有是证用是方"的另类表达。

试想，一味中药能检测出来的化学成分可能就有十几种、几十种甚至上百种，而一个复方的化学成分更是复杂到难以想象的地步，加之它们之间各式各样的复杂反应，我们中医真的就能够循着现代医学的思路为方药的禁忌指征找到一个固定的、确切的、唯一的并符合中医临床实际的答案吗？因此，我们若还将个人临证中的过失，以及临床中失败的个案归结于某一成分或某一药物的话，无异于迫害中医。"有故无殒，亦无殒也"并不是停留在书本上的空话，而是无数远古先辈们在大量临床中反复锤炼的真言，更是我们中医驱逐邪魔、救死扶伤的临证凭借。

"阴阳往来"的青春期概述

　　女孩一般 11～12 岁，男孩一般 13～14 岁，开始在"天癸"的主司作用下，相继出现第二性征，而"天癸"与六经当中的"太阴（为开）"有着密切的联系，其暗含的意味更多是在强调一种类似于生命洪荒之流的能量驱力。"闸门"打开之后，生命的节奏从此便由"轻音乐"转成了"重金属"。

　　在耕铭的个人诊疗体系中，"天癸"之前的幼男幼女在诊疗过程中一般不分真男真女，"天癸"闭后的老人亦不分男科女科。很多儿科疾病不要拖到"天癸"以后再去施治，以免影响之后的生长发育。

　　青少年往往是稚善与稚恶的结合体，这种阴阳往来的调性会容易导致他们既容易萌生走歪路邪路的苗头，又容易天真烂漫般地儿女情长，对于外界诱惑的好奇、初步形成的控制与征服欲、逐渐形成的自我质疑与反抗、逃避成长所带来的责任感、看似低级的存在感与易被大人忽视的善良感相互杂糅。这种杂糅让青春期的孩子既有迷人的气质，又有令人讨厌的东西。

最后需要特别强调的是：

①青春期的少男少女们就诊时，表达的主诉往往不是他们就医的真正目的或动力，耐心且不断地询问常常可引导出就医的真正原因。

②女孩月经初潮阶段出现的痛经或月经不调等问题，若在初潮后三个月到半年仍存在则属病态，应及早介入治疗。多从少阴寒入血室（酌用附子温经汤等）、少阴表虚或表郁（酌用桂枝加附子汤、桂枝去芍药合麻黄附子细辛汤等）、少阳气血水不利（酌用四逆散合当归芍药散等）、少阳热入血室（酌用小柴胡汤合桂枝茯苓丸等）入手。

③有的男性天生不长胡须，这种人《内经》称之为"天宦"，也就是说是天生的宦官。其实"天宦"与宦官真的有很大的区别。为什么这种男人不长胡须呢？一种是因为他先天太阴不足而致冲任衰飒，此类人一般意志力脆弱，暗能量较重，少有成就，又多连累他人；还有一种则是由于其先天太阴的敛藏功能很强而能守不宣，此类人的性情一般都比较复杂，有点神龙见首不见尾的意味，俗语亦有

"男人女相，主大富大贵"之说，此之谓"金乌玉兔来相会，甘露灌顶氤氲氲"。

④青春期的普遍提前（《素问·上古天真论》原载"女子二七""男子二八"）导致现代人的少阴生理期也随之提前，而少阴病理期是现代人群濒临患癌的指数爆炸的起点，所以现在及未来的很多慢性痼疾与癌症也有提前的趋势。需要注意的是：青春期提前与性早熟不是一回事，青春期提前是人类进程的演变趋势，不属于病理性疾病。

小儿食物中毒与肠道寄生虫病略谈

　　青春期以前的小儿大多缺乏生活自理能力，也缺乏对周围环境危险状况的判断能力，加之近年来环境及食品污染，以及农药、激素类超标等问题日益凸显，小儿出现食物中毒与肠道寄生虫病的情况亦不少见。而这些疾病在六经辨证中大多归属于少阳病与太阴病，当然临床中少阳与太阴兼病的情况也较为常见，且大多以里滞为主证，所以我们的治疗思路主要包括两个方面：①温通太阴；②疏泄少阳。

　　或许我们会有这样的疑问，食物中毒的"里滞"还可以理解，肠道寄生虫病的"里滞"难不成就是寄生虫吗？当然不全是，寄生虫只是"里滞"的一部分，而"里滞"更多的是指为寄生虫提供"优良培养皿"的病理基础。因此，我们要明白到底是何种"里滞"引起了寄生虫病，一旦揭示了这一本质，寄生虫病的问题也就迎刃而解了。

食物中毒与寄生虫病在仲景时代应该是很常见的，我们可选用的方子实际上是很多的，大柴胡汤（仲景针对古代食物中毒创制的好方）、桂附理中汤、乌梅丸、泻心汤、大黄附子细辛汤、清地筑基散、三物备急丸等都是"座上客"。而具体的分型，这里就不多强调了。

这里需要大家再思考一个问题：小儿为什么容易得肠道寄生虫病？

"邪之所凑，其气必虚"，饮食不洁是外因，肠腑内虚邪凑是内因，"邪凑"不单是指寄生虫，更是指人体气血水非正常代谢下形成的病理产物，没有长期阴郁潮湿的环境，哪来的成片霉菌？就是这个道理。

在现代医学的诊疗环境下，我们不可给患儿滥用、过用驱虫药（如驱蛔灵、抗虫灵等），因其会影响甚至损伤患儿的肝肾功能，还会破坏患儿肠道微生物群的稳态。其实人类的整个发展史几乎与微生物进化史相生相伴，没有微生物的直接刺激作用，人类也无法完成高级的进化。*Science* 也曾刊载过一篇文章，特别强调了某些寄生虫对我们的健康是有积极意义的。因此，在治疗方面，我们不能老犯"杀敌三千，自损八百"的毛病，改善肠道环境状态远比针对性杀虫更为重要与有意义。

另外，单独用驱虫药为患儿驱虫，尤其是在患儿腹痛时驱虫，可能会导致蛔虫在腹内乱窜，引起严重的并发症，如胆道蛔虫病、蛔虫性肠梗阻、蛔虫性阑尾炎、蛔虫性腹膜炎等。而六经辨证下的纯中药治疗，则可完全避免此类问题，这也是中医整体辨证治疗的独特优势所在。

小儿苗窍病多见少阳、少阴病

　　小儿苗窍包括舌、目、口、鼻、耳、咽喉、脐、二阴等机窍，故常见的小儿苗窍疾病有扁桃体炎、咽炎、会厌炎、喉炎、口疮、麦粒肿、结膜炎、假性近视、中耳炎、鼻炎、鼻窦炎、腺样体肥大、手足口病、脐疮、膀胱输尿管反流、鞘膜积液、尿路感染、阴道炎、痔疮、烂喉痧等。这些疾病在六经诊疗上有很多共性，大体上以从少阳、少阴病论治居多，临床中亦常见有少阳、少阴兼病的情况。另外需要注意的是，暴病亦多见于少阳病或少阴病。

　　此外，小儿苗窍病中不少是具有传染性的，而大部分传染性疾病亦有从少阳病论治的可能。如 2020 年的新型冠状病毒感染，是太阴病风寒湿表里兼具与少阳病风火表证兼阳郁的兼病。因为兼有少阳区块，所以传染性很强，加之湿邪与郁热胶结相抟难去，风寒湿遍及整个太阴区块而伤气伤阳，导致出现了比 2003 年非典更加严峻的疫病，而耕铭给出的基本处方就是柴胡五苓散合越婢加术汤合桂附理中汤。

至于苗窍病为何多见少阳、少阴病，可能是因为少阳和少阴都是人体最重要的"枢机"，负责转承阴阳变迁，与人体的机窍、关卡有许多奇妙的联系。而机窍又是人体诸多经脉交汇的地方，可以同时沟通人体表、里和半表半里，并可借助众多经脉的作用，与全身的脏腑气血发生联系，以维系气机升降出入的正常生理功能。当一阴一阳相搏结时，患儿身体的机窍首当其冲，加之此处经络汇集、经气灵敏，一旦受邪就会引起机体气机的升降出入郁闭而不得调畅通达，《素问·举痛论》亦有云"百病生于气"。再者，现今有相当多的患儿既往长期情志不遂（大多为家庭环境与校园环境所致）。传统中医理论认为，人体五脏、五志与人体机窍相互连属感召，长期情绪上的阴阳往来或颠倒也注定会直接或间接反映和投射到承接阴阳变迁的少阳、少阴枢机上，并主要以机窍出现异常为初期病理表现。

"我的童年很黑暗，

充斥着言语暴力和肢体暴力。

我们还小的时候，

爸爸就经常当着我们的面把妈妈打到昏迷，

再后来爸爸开始打我弟弟。

那时他才两三岁，

他把弟弟打趴到地上，

如果我没有去阻拦的话，

他还想往弟弟肚子上踢。

天知道为什么？

我弟弟是个很可爱的小孩。

如果我没拦住的话，

他会把我弟弟踢死的。

我弟弟那时候就患上了焦虑症，

然后他像我一样变得神经质，

只有药物能让他冷静下来，

但后来连药物也没用了。

他甚至不能喝茶、喝水，

他没办法喝下去，

那会让他呕吐。

太可怕了！

有一天晚上，

我试着劝他去危机处理中心，

但很不幸，他们根本没帮到他，

他们只知道嘲笑他。

我第二天去看他的时候，

他在一个单独的房间里哭，

房间里很热，

但是他连窗户都不敢开，

他害怕极了。

他们让他回家几个小时，

去看看邮件，弹弹钢琴，

但是他不敢回去了，

当晚他吃了所有的安眠药，

第二天就死了……"

纪录片《我不害怕》中的主人公 L 夫人在焦虑症深深的困扰与折磨中顽强地走过了数十个年头，但最终还是以安乐死的形式告别了人世。

整部影片中 L 夫人都是那么的平静，以至于我们也会像影片中反复提到的那样，觉得她太友善了，甚至并没有想象中的那么悲伤，也不需要帮助，更没有必要为此选择安乐死。然而童年恐怖与压抑阴影下的个中滋味或许只有她自己痛苦而又深刻地经受过，我们也只不过是"站着说话不腰疼"而已。所以精神问题并不都是非要通过异常的行为举止来表现的，有时也可以是非常隐匿与不易察觉的，而那看似平静的背后却往往充斥着令人生不如死的憋闷感与窒息感。也正如耕铭所说："当你真正深入一个每天都想死的抑郁症患者，你会发现他连哭的能力都没有了，他很平静，因为他的周遭全是大海……"

神志病并不仅仅发生在个别家庭或地区，而是当今社会的一种普遍现象。神志病不只关乎个人的问题，患者本身亦是受害者，它是家庭及社会等因素综合影响下的产物。并且相对成年人来说，孩子似乎更容易被影响，因为他们往往会将其原因归结于自己，甚至因此而陷入死循环。针对小儿神志病，我们将主要从以下四方面加以论述。

一、小儿神志病的主要内容

小儿神志病，主要包括焦虑症、强迫症、嗜异症、抽动障碍、多动障碍、攻击性行为、应激性溃疡、精神分裂症、发作性睡病、双相情感障碍、性偏差、恐惧症、自闭症、创伤性应激障碍、癔症、抑郁症等，与先天禀赋、家庭环境和校园生活关系最为密切，而父母、同学、老师又往往会是这些疾病的核心带动者。所以这些疾病一经确诊，绝大多数都很难通过常规心理与药物疗法治愈，有的会伴随患儿步入成年，部分阴影甚至伴随终生。

二、孩子的世界并不单纯

我们永远不要用成年人自以为是其实幼稚低级的思维去判定孩子的世界是单纯善良的，因为那不过是一厢情愿的痴人说梦或者说是一种无知却自以为是的主观认定罢了。现实生活中，孩子的世界并不单纯，成年人世界里一切规则这里一样不少，甚至有过之而无不及。而公开的侮辱和肢体暴力并不算是最恶毒的霸凌，真正让人内心战栗的霸凌是那种无言或者背地里的陷害，尤其是群体的选择性中伤！

三、消化道与神经系统的关联

消化道是人体最大的感受器官，内壁含有 8 亿～ 10 亿神经元，广布神经网络结构，其表面积大约是体表皮肤的 20 倍，中枢神经系统中几乎所有的递质和调质都存在于消化道内在的神经系统中，所以消化道也是人体的"第二大脑"，消化道活动与中枢神经系统之间更是存在着密切的双向互动联系。所以我们中医在治疗神志病时，要时刻兼顾患儿脾胃中州的问题。

四、小儿神志病的中医诊疗

（一）辨证分型

关于小儿神志病的诊疗，整体上以从少阳、少阴、太阴、厥阴论治居多，而这四者既可相互兼病，亦可出现传变态势。如初期病在少阳，而后传向少阴，最终传入太阴或厥阴，呈量变到质变的趋势逐步递进（失调代偿型→颠倒紊乱型→阴影富集型→堕落毁灭型）。

电影《霸王别姬》里的主人公程蝶衣便是一个很典型的例子。幼年时期的蝶衣就是太阳，母爱的割舍让他从小就失去了最重要的保护，受伤的娇小灵魂遭受外界的无情冲击而退缩到了过度缺爱与提前透支自己心力交织错杂的少阳枢机，这个时期他很敏感，既倔强固执而又极度脆弱。而封建社会的腌臜又导致他失去了少阳春生而化生少阴暮秋，他变得麻木而又极具依赖感，几乎失去了自己的心力，变得自闭而又脆弱，又将这种心力过分依赖于他人，他怕失去安全感，甚至很执着于对方和自己的戏码，这已经很不幸了。段小楼有意无意的糊涂，最终又把他的灵魂推向了厥阴，这种原生环境的阴影和六经的近乎分崩离析也在暗示与回扣了厥阴病"不治，死"的结局。

而少阳、少阴、太阴、厥阴又可分为气分与血分，其中：①气分病只影响心智功能，可连带身体部分机能出现紊乱（如内分泌失调等）；②血分病则会连带脏腑出现器质性病变，而脏腑的器质性病变亦会反过来加重神志的失常（如肿瘤、自身免疫病等）。

此处我们需要留意的是《伤寒论》条文中相关的核心文眼："嘿嘿""口不仁""烦""躁""谵语""惊""悸""满""怫郁""愦愦""往来""喜呕""喜忘""不欲饮食""饥不能食""消谷善饥""不安""反覆颠倒""休作有时""懊憹""窒""嗜卧""蜷卧""不得眠""不识人""不能语言""无所闻""独语""语言必乱""如见鬼状""其人反静""头眩""郁冒""目瞑""奔豚""厥逆""身重""气上冲""怵惕""振振摇""但欲寐""欲死"等，对于我们在临床上的诊疗颇具启发性。

（二）诊断要点

1. 对于少阳患儿的诊断，抓住"阴阳往来"四字。

2. 对于少阴患儿的诊断，抓住"阴阳颠倒"四字。

3. 对于太阴患儿的诊断，抓住"阴暗诡异"四字。

4. 对于厥阴患儿的诊断，抓住"阴阳崩离"四字。

（三）常见兼证

1. 瘀血：神志异常的患儿容易夹有瘀血，仲景形容这一类人为"其人如狂""病人胸满，唇痿舌青，口燥，但欲漱水不欲咽，无寒热，脉微大来迟，腹不满，其人言我满""病者如热状，烦满，口干燥而渴，其脉反无热，此为阴伏，是瘀血也，当下之"。腹诊可发现患儿左少腹急结明显，或伴有外伤后遗症史（如意外伤害、校园和家庭暴力等）、手术后遗症史、肿瘤病史、川崎病史、心肌炎史、急腹症史、肾病综合征史、紫癜史等，舌质偏暗，阴虚质明显，容易流鼻血，皮肤较干较粗糙，大便偏干，以桂枝 - 桃仁 - 赤芍法为代表的仲景特色活血祛瘀法或可一试。

同时"血府"亦三焦焦膜之所生，瘀血为患实与少阳区块的关系最大，究其病位、病性，最宜与柴胡剂合方，故大、小柴胡汤合桂枝茯苓丸为其代表方剂。

2. 水毒：神志异常的患儿亦容易夹有水毒，仲景形容这一类人为"筋惕肉瞤",是一种类似于水中毒的现象,患儿也有可能会表现出"胸胁逆气、忧恚、惊邪恐悸"等其他指征。腹诊可发现患儿右少腹急结明显,心下动悸明显,舌苔厚腻或水滑,容易伴随出现阴性分泌物(如清涕、眼屎多、流涎、呕吐、遗尿、腹泻等),此外体位性眩晕、汗出或小便异常以及患儿精神方面的异常焦虑与过度敏感也都是我们需要着重留意的指征,可考虑选用桂枝 – 茯苓 – 半夏法。

同时,患儿也有可能出现功能性"凝聚"现象(并非形态学改变,可以看作是"痞"的一种表现形式),比如半夏厚朴汤的梅核气、钾代谢紊乱导致的麻痹性肠梗阻及胃神经官能症引起的呕吐、嗳气和无法进食进水等。水毒亦会随之变得更加顽固,甚至出现水毒郁而化火的表现。而水毒在临床上又以阴证居多,故常选用真武汤、茯苓四逆汤等进行灵活合方。

3. 水毒与瘀血相互兼并:神志异常的患儿也可出现水毒与瘀血相互兼并的情况(血不利则为水),而仲景在临床中亦喜用、擅用血水同调的方子,如当归芍药散、桂枝茯苓丸、甘遂半夏汤等。

4. 其他兼证

(1)若患儿存在精神 – 躯体应激太过的现象,可考虑选用摄魂还乡饮、温胆汤等方剂。

（2）若患儿的暗能量较重，可考虑重用干姜。《神农本草经》云干姜"通神明"，干姜为太阴病主药，善通神明之使道，有通心启神助阳之功，用于郁证、胸痹等神志失于所主者确有疗效。

（3）若患儿出现交感和副交感神经调配障碍的神经变性问题，可考虑选用桂枝－半夏－麻黄法。患儿的主要表现为白天阴分不入阳分，晚上阳分不入阴分，同时兼有表郁的情况（神明不清可能与表气郁闭有关）。其他如患儿的夜啼、磨牙、尿床、梦游、梦魇、噩梦等也可考虑使用。此外，黄煌老师亦有麻黄除颤之经验（诸如抽动障碍等，若小儿为麻黄体质则可放手一试）。

（4）"阳气者，精则养神，柔则养筋"。若患儿伴有表阳虚，可酌用肉桂－生姜；伴有里阳虚，可酌用干姜－附子。

（5）"阳气者，烦劳则张"。若患儿因过烦、过劳导致机体阳气嚣张亢奋而出现精神异常亢进的表现，当从健运太阴入手，培土以伏火，使气火各归其位，断然不得肆意任用寒凉灭火，否则会导致少阴水寒龙火飞，患儿会越发亢进而逐渐形成难逆性的虚劳体质，亦可影响患儿的智力和生长发育，甚至终身难愈。

一个人毕其一生的努力，就是在整合他自童年起甚至从胎儿期就已形成的天性和性格。所以想不通的时候，不一定非得努着往前走，也许回下头，就能恍然大悟。在这里为大家推荐一部耕铭一直视为珍宝的儿童文学——《爱的教育》（夏丏尊译本），它真的值得我们大人再三深入去阅读。耕铭遇到过太多太多原生家庭影响下阴影化与畸形化的患儿，或许当我们重新开启爱的教育，生命也会因此而变得不可思议！

细数许多站在世界顶端的灵魂巨匠，似乎都暗蕴着从童年就开始内化的伤口与苦涩的回忆。细细想来，也正是这些原生压力通过他们坚毅的天性而巧妙地化为了驱力，最终在一步步努力的征途中活成了自己童年想活成的样子。

没有长期湿郁互结、憋闷窒息的生活环境，断然不会造就出诸位眼中的"超级小宇宙"。多年前，耕铭在听Michael Jackson的演唱会时，心里就曾不断涌现出一个感慨：三千英尺之上的荣耀与光芒，衬托着生命中四分之一的黑暗与落寞。

我们可以把人这一生当作一场现实西游，一路斩妖除魔，经过九九八十一难，最终得以有勇气与智慧直面自己此生中最大的敌人——自己心中的阴暗面，并与之真正达成和解，解脱了自己，更解脱了这个世界。细思之下，这或许也是耕铭能一直努力到现在的唯一原因。

最后送给诸位圣雄甘地的一句话："世间唯一的恶魔就是那些盘踞在我们心头的创伤阴影，这正是我们该为此奋战不懈之处！"

小儿皮肤病的八大医患共识

一、"有诸内者，必形诸外"，皮肤病并不单单是皮肤的问题

经络外系皮毛形骸，内应五脏六腑，很多皮肤病是身体内在问题的病理性反馈，蕴含着复杂而又丰富的疾病信息。反复迁延难愈的皮肤病，多为患者内在病理稳态的外在表现形式，皮肤问题实则只是冰山一角。所以"见皮治皮"的专科思路并不可取，更不值得效仿，虽然有时会起到临床缓解的效果，但更多的还是会引起病邪转移，本质上无异于误治。

二、皮肤病并不一定都属于病态反应

许多皮肤病其实可以看作是人体自我疗愈的一部分，亦可类比为人体自行的经络穴位刺激。在我们的诊疗体系

中，患者出现皮肤病未尝不是一件好事。同时，我们在临床中也发现：素体正气不足的人反倒不容易得皮肤病。这实际上是机体正气不足、无力透发的表现。

有趣的是，前不久英国伦敦大学国王学院的研究者也发现了类似的现象，并在发表于《皮肤病学研究杂志》上的报告中称：痤疮患者的皮肤能生成更多血清且端粒长度长于平均水平。若在40岁前持续患痤疮，那么这些人到中年时，皮肤将比同龄人年轻5～6岁。若结合中医的理论来解释，即表明有痤疮的人，相对卫阳足，有能力在机体年轻气盛的三阳时代把体内阴邪浊毒通过皮肤及时代谢到体外。

三、皮肤病有时候反而会起到令人不可思议的治疗作用

以中医"瞑眩反应"为例，经过恰当治疗后，机体来复的正气与素体伏邪相争，层层递进、抽丝剥茧，最终完成邪气托透至经络皮毛，以人体表位的急性炎症为主要矛盾，以皮肤为凸显与透发的渠道，来完成对疾病消除的动态转化与阴阳调平。而传统中医学把皮肤称为"鬼门"，亦是在暗示其引邪外达之功能。

在《伤寒论》的体系里面，人体自然排邪的出口无非

是"表"和"里"。皮肤病可以认为是日常排不了的邪毒通过皮肤得病这种模式集中地来排，如体内的慢性炎症反复迁延难愈，身体出于自保，将其从脏腑转移到经络皮毛上，以皮肤的慢性炎症表现出来。如果邪毒不从体表透发出来，而是在身体里面蓄积，日久则生大患。这与中医外科的一种特意通过使皮肤溃烂、脓肿而治疗疾病的神秘疗法——"移疮挪病法"的机理是相类似的。民间俗语"万病出表皆好事"，即有此义。

四、顽固性皮肤病大多与情志有关，紧张焦虑多先损皮毛，以身心通体舒缓为治本之药

巴黎著名皮肤科专家克罗德·贝纳热哈弗医生曾经出版过一本专著——*Les chagrins de la peau*（《皮肤的悲伤》），书中对精神心理刺激同皮肤病的关系进行了深入的剖析。他认为真正的皮肤科医生，在很大程度上是在同皮肤的记忆功能打交道。经历40年临床，克洛德最终转到运用精神心理分析方法治疗皮肤科的顽症痼疾，并且取得了非同一般的疗效。这也提示我们，皮肤病在一定比例上亦属于身心疾病。我们中医在治疗皮肤病的同时，更要注重"调神"的理念。更深一层来讲，神志病的治疗十分有必要贯穿于我们中医诊疗诸多疑难顽疾的始终。

五、治疗顽固性皮肤病切莫短期求速效而妄图压制疾病表象, 恐伤及真元, 助化阴实, 反致表邪入里而"折寿不彰"

耕铭曾一度感慨如今纠结拧巴的中国医疗现实: 有多少患家为了出于精神上的自私急于消短期的果而给无辜的肉体造了更多更麻烦的业? ! 这个问题贯穿生老病死整个过程, 却几乎没人考虑。

具体到皮肤病临床, 有相当多的医生或患者过用寒凉清消之品 (亦包括激素、抗生素等西药制剂), 可能会造成病能郁遏体内, 出现阴实化火的现象。这个时候从表面上看是好了, 但是体内却似乎多出了一些本不该有的东西。所以耕铭经常半开玩笑地说:"现在皮肤病的治疗就是负责把表皮的病治到内脏里去, 我们再跟着'擦屁股'——重新把它们治出来, 并且大部分时候还会出力不讨好, 实属无奈啊! "

六、有的皮肤病是一种人体经络能量变迁的潜在表现, 类似于身体中"小风水"的重新调整, 与患者自身的推运有关。这段必经的时期过后, 大多也会不治而自愈

这里的推运本身涉及患者个人的定业格局, 属于占星学的范畴，本书不作深入讨论，有兴趣者可详参耕铭在千聊平台上的微课:《揆天溯命，性命双修: 零基础业力占星的中医超感判读》。

七、重视给邪以出路,倡导反治

治疗皮肤病总以培正驱邪为要，切不可贪伐。郁遏之法乃治疗大忌，即便表面上有所缓解，却在人体深处埋下了一颗"定时炸弹"。这里我们需要明确: 病之来路亦即病之去路。邪之犯人，由表及里，由浅入深，层层递进，而反治亦即促进机体自身正气来复，而后逆着这种病势，抽丝剥茧般地将邪气重新托出去。

八、停止乱服、乱涂各类药物,包括清热、解毒、凉血、泻火类中药,以及激素、抗生素、抗过敏药、免疫抑制剂等西药制剂

这种"乱"象不仅仅是人们所熟知的偏方、奇方、特效方，权威专家们大肆推广滥用以激素为代表的抗炎、抗免疫等对抗疗法企图营造和平假象难道就不是吗? 在未找到真正明白的医生之前，宁可不治也不要乱治。

小议儿科经筋病——以特发性脊柱侧弯为例

一、发病特点及医疗现状

小儿特发性脊柱侧弯属慢性病，初期病理表现并不明显（可无症状），可呈进行性加重，不仅会直接导致儿童青少年驼背、高低肩、长短腿、骨骼发育不对称等外在畸形，还会间接地引起脏器发育畸形、功能障碍等问题。严重者，可致身体瘫痪、心肺衰竭甚至死亡。但由于其发病的隐匿性、相关科普的不足、早期筛查及治疗的缺失，发病率一直居高不下，已成为继肥胖症、近视之后危害儿童青少年健康的第三大"杀手"。

二、发病主要原因

外因：姿势不正（长时间的受力不均）；外伤（受力结

构发生明显改变）。

内因：学习负担重；精神压力大。

现在的形势下，孩子们长期处于一种"功利化"与"竞争性"的环境中，"阳气者，烦劳则张"，免不了会出现过烦过劳所导致的阳气透支的身体状态。"阳气者，柔则养筋"，以至督脉及两旁负责束缚稳固脊柱的经筋系统因失于阳气的温煦濡养而松塌或变形，进而引起脊柱由于失去了束缚、维系或受到变形经筋的牵拉而发生形态学改变。

三、小儿脊柱侧弯自检

1. 将孩子的上衣脱掉，只穿内衣。

2. 让孩子背对家长站立并做弯腰体前屈（两脚并拢，双手自然下垂，上身缓慢下屈）。

3. 要求家长视线与孩子背部成切线位，在缓慢下屈的过程中仔细观察脊柱及两旁肌肉是否有异常弯曲或隆起。

4. 若出现明显异常弯曲或隆起，请及时带孩子找专科医生就诊咨询。

四、治疗原则及注意事项

治疗原则：内外同治。

外用针灸、推拿，行松解、复位之术（亦可配合督灸，需发疱，效果更持久）；内服汤药，予温经、通络之剂（耕铭建议从少阴表证入手，表阳虚、表阴阳俱虚均有可能出现）。

注意事项：①治疗次第与治疗颈椎病类似，先外后内（即在给予一定的微创与刺激后再服用汤药），且疗程较长；②手法的轻重宜循序渐进，切忌急于求成（病理曲度是病理状态持续叠加的结果，它具有相当长时间的形成过程，过重过强的手法会致使形体的病理稳态发生突变，从而造成身体的明显不适甚至二次损伤）。

按：除单纯外伤外，大部分骨科病都是"有诸内者，必形诸外"（即内科、外科相互感召发病），所以大部分骨科病结合中药（内服）进行治疗是有其必要性的，可以从根本上针对性解决疾病的内因；同时配合手法治疗，即可加速向愈且降低复发的可能（若患儿怕针，可代之以指针、督灸等）。

附：督灸相关介绍

定义：督灸又称长蛇灸，是一种在人体背部正中督脉和膀胱经第一侧线施以隔物艾灸的中医特色外治疗法。

理论基础：①"针所不为，灸之所宜""凡病药之不及，针所不到，必须灸之"；②膀胱经与督脉相通，主一身之表阳，统一身之营卫，司一身之气化。

特点：施灸面广、温通力强、作用持久、功效卓著且无毒副作用。

功效：强壮真元，温阳散寒，蠲痹止痛，通络活血。

适应证：风、寒、湿邪侵袭，阳衰阴盛所致的疾病；以及督脉本经病，如痹证、痿证、厥证、阴寒证、虚劳证、神志病等。

不为人所熟知的儿科恶性肿瘤

一、癌症的发展与演变过程

目前学术界公认的癌症（泛指所有的恶性肿瘤）的经典发生与演变过程，主要包括"正常上皮→单纯增生→异型增生→原位癌→浸润癌"。

此处需要特别强调的是：①一场癌变的发生，一般需要 5 ～ 15 年的时间；②从正常上皮过渡到异型增生的阶段是完全可逆的；③从异型增生过渡到原位癌，以及往后的阶段，可逆程度将大大降低；④癌前病变主要介于"正常上皮→单纯增生→异型增生→原位癌"的过渡区间；⑤"少阳、少阴失枢，太阴阴盛阳衰"是癌前病变的核心病机；⑥"温补太阴，托透少阴，清宣少阳"是癌前病变的核心治法；⑦所有的恶性肿瘤都有癌前病变，但并非所有的癌前病变都会发展为恶性肿瘤（致癌因素若持续存在，可最终导致恶性肿瘤的发生，倘若采取有效的干预与介入手段，及时去除相关致癌因素，便可以使机体恢复到正常状态）；⑧出现明显的病理器质性改变是癌前病变过渡到癌症的核心标志；⑨在从癌前病变过渡到癌症的这一过程中，可逆性逐渐降低，但患者的病理基础并未发生过实质性的改变；⑩癌前病变与癌症在治则治法上存在共性；⑪原位癌是恶性肿瘤的早期（未扩散转移），如能及时发现与治疗，可截断其进一步发展；⑫浸润癌是恶性肿瘤的中晚期（已扩散转移），仍可治疗，但预后极为不良。

二、小儿癌症的诊疗

由于小儿体质的特殊性，癌症在儿科诊疗中并不常见，且相较于成人癌症（成人癌症大多是由长期"拧巴"的意识形态与生活方式，加之与个人体质缺陷的长期相互感召引起的），外在因素的作用在小儿癌症中更具主导性。外在因素主要包括先天因素（父母的基因缺陷、妊娠期间对胎儿造成的有形与无形的损伤等导致致癌与致突变的风险大幅度增加，使得部分小儿从胎儿期就已经开始携带癌变风险，甚至已经处于癌前阶段）与后天环境（生存环境隐藏的致癌因素的持续存在）。

加之一般情况下，小儿极少会像成人一样进行系统体检，且小儿的癌前病变筛查在现代临床医学中也一直处于空白阶段。即便患儿可能已经处于癌前病变阶段，医生与患儿家属也很难有意识考虑并敏锐察觉这可能是癌前病变，以至大部分患儿一经确诊便早已处于癌症阶段。

此外，虽然在理论上我们可以通过我们的中医理念了解到小儿癌前病变的存在，但现实情况是医患合作的复杂性与不稳定性、中西医医疗观念之间难以逾越的鸿沟等客观因素，导致我们很难单独凭借我们的纯中医六经辨证对疑似处于癌前阶段的患儿进行长期的介入性治疗。所以目前我们临床中绝大多数小儿癌症的诊疗依旧停留于癌症期的诊疗阶段。

小儿癌症与成人癌症的病理基础是相类似的，因此我们依旧不离少阳、少阴、太阴的核心区块辨证。但是，由于二者在体质方面的不同，小儿癌症在治疗过程中的预后还是相对较理想的，即便患儿已经处于癌症阶段，在我们中医诊疗中依旧存有一定的可逆性。相比之下，处于癌症阶段的成人无论是在中医还是西医诊疗上，大多已经基本形成了不可逆转的病理稳态，此时我们诊疗的核心落脚点便从"治病求本，力求根治"过渡为"与瘤共存，带疾终天"。

小儿癌症诊疗是一个大全科，患儿的并发症与远期效应是我们首先不得不面对的难题，六经的整体诊疗观便是一个很好的临床支点。同时，我们一定要注意小儿癌症的早期介入与截断，尽量避免诸如高白细胞血症、肿瘤溶解综合征、脊髓压迫症、颅内压增高、脑血管意外、呼吸窘迫和上腔静脉综合征、中性粒细胞减少性小肠结肠炎等肿瘤急症的发生。

按：有关癌前介入的核心技术支持的相关概念、六经的诊疗优势、常见特征性病理表现、病因病机病位的探讨、治疗的基本原则与代表方剂、治疗的转归（免疫五期）、治疗转归中伴随的复杂多变的"瞑眩反应"的鉴别诊断及针对性处理手段、相关的社会心理干预等，详见《中药免疫疗法癌前介入与核心技术单元支持概述——〈伤寒论〉对现代临床医学的启示》一书。

中医临床视角下的水、电解质代谢紊乱

体液是人体的重要组成部分，保持其生理平衡是维持生命的重要条件。由于小儿生长发育迅速，活动量大，机体新陈代谢旺盛，摄入热量、蛋白质和经肾排出的溶质量均较高，体表面积相对大、呼吸频率快使不显性失水较成人多，故而小儿的需水量大，水交换率快，水、电解质按单位体重的进出量大，加之小儿体液调节功能相对不成熟，其调节功能极易受疾病和外界环境的影响而失调。因此，水、电解质代谢紊乱在儿科临床中极为常见，已成为诸多儿科疾病最常见的伴随病理状态之一。我们认为有必要在中医临床思维的指导下，结合《病理生理学》教材，对水、电解质代谢紊乱进行专题讨论，以深化广大儿科临床医生对水、电解质代谢紊乱的理解。

※ 水是机体的重要组成成分和生命活动的必需物质，

人体的新陈代谢是在体液环境中进行的。体液是由水和溶解于其中的电解质、低分子有机化合物，以及蛋白质等组成，广泛分布于组织细胞内外。分布于细胞内的液体，称细胞内液（intracellular fluid，ICF），它的容量和成分与细胞的代谢和生理功能密切相关。浸润在细胞周围的，是组织间液（interstitial fluid），其与血浆（血管内液）共同构成细胞外液（extracellular fluid，ECF）。细胞外液构成了人体的内环境，是沟通组织细胞之间和机体与外界环境之间的媒介。[《病理生理学》（第9版）]

选析与思辨："水、电解质"隶属于中医"阴质"的范畴，而被人体阳气所统摄并参与代谢的阴质才能称之为"津血"。严格来讲，本节所讨论的水、电解质代谢，实际上是含涉阳气的阴质代谢，亦即津血代谢。在水、电解质代谢紊乱的处理上，我们不应只考虑阴质，还必须同时兼顾到阳气，亦如《医经解惑论》所云："夫阳生气也，有气而无形；阴死物也，有形而无气。人之于身，精、血、津、液、肌肉、筋骨皆阴也，本皆死物耳，然能使此为生物者，阳气之所致也。故阴为藏阳之器，阳为使阴之气，所谓阴气、精气、营气、血气者，皆指阳之舍于阴中者言也。阴虚也者，精、血、津、液之不足是也。精、血、津、液不足，则所舍之阳气亦不足。若夫阳气不足，则阴血虽有余，

182

而不能生其阳。故阳虚而阴不虚者有矣，未有阴虚而阳不虚者也。此补阴之所以必兼补阳，而补阳之所以不必兼补阴也。东垣曰'阳生则阴长'，又曰'阳旺则能生阴血'，又曰'血脱益气，古圣人之法也'。此皆千古之至言，学者善识此意，则医道不难矣。"

津血既是机体功能得以正常发挥的物质基础，也是病理产物的重要组成部分，同时也是邪气得以外排的物质载体，故津血代谢的问题并不是一个简单的功能与结构叠加的问题，而是一个涉及部分功能异常伴随病理产物积聚或（与）排邪载体耗缺的整体性问题。

※ 细胞外液的组织间液和血浆的电解质在构成和数量上大致相等，在功能上可以认为是一个体系。[《病理生理学》(第9版)]

选析与思辨：古代中医往往是重功能而轻形态，以至于在诸多典籍中都存有概念混用的现象，而这也正是传统中医常被现代西医所诟病的地方。然而细究之下，概念上的互通互用何尝又不是在暗示或强调二者在某一层面上的共通性与一体性，亦如内藤希哲所云："是以仲景开口则言阳气，言胃气，言津液，其或言阴气，言营卫气血，亦不外斯阳气津液也，人身之至宝莫大焉。"

※ 为了保证新陈代谢的正常进行和各种生理功能的发

挥，必须维持内环境相对稳定。[《病理生理学》(第9版)]

※ 体内水的容量及电解质的成分和浓度是通过机体的自稳调节机制控制在一个相对稳定的、较窄的范围内。[《病理生理学》(第9版)]

选析与思辨：诚然，维持内环境的相对稳定确实有利于机体功能的充分发挥与新陈代谢的有序进行。然而从究竟上来讲，内环境的相对稳定是机体功能与代谢借由自我调控系统协同运行的结果。故在水、电解质代谢紊乱的处理上，尝试协助机体调控系统以恢复机体功能与代谢应是首要且最佳的方式。

※ 高渗性脱水（hypertonic dehydration）的特点是失水多于失钠，血清钠浓度 > 150mmol/L，血浆渗透压 > 310mmol/L。细胞外液量和细胞内液量均减少，又称低容量性高钠血症（hypovolemic hypernatremia）。[《病理生理学》(第9版)]

※ 高渗性脱水的原因：①饮水不足；②失水过多（经肺失水；经皮肤失水；经肾失水）。[《病理生理学（八年制）》(第3版)]

※ 高渗性脱水对机体的影响：①口渴感；②尿少；③细胞内液向细胞外转移；④中枢神经系统功能紊乱（包括嗜睡、肌肉抽搐、昏迷，甚至导致死亡）；⑤尿钠变化；

⑥脱水热。[《病理生理学（八年制）》（第3版）]

※防治高渗性脱水的病理生理基础：①防治原发病，去除病因。②补给体内缺少的水分，不能经口进食者，可由静脉滴入5%～10%葡萄糖溶液，但要注意：输入不含电解质的葡萄糖溶液过多反而有引起水中毒的危险，输入过快则又加重心脏负担。③补给适当的钠。④适当补钾。[《病理生理学》（第9版）]

选析与思辨：针对高渗性脱水的问题，以《伤寒论》为例，中医起码能给出五种不同的方案：①不治（"凡病，若发汗、若吐、若下、若亡血、亡津液，阴阳自和者，必自愈"）；②口服补液（"太阳病，发汗后，大汗出，胃中干，烦躁不得眠，欲得饮水者，少少与饮之，令胃气和则愈"）；③五苓散（"若脉浮，小便不利，微热消渴者，五苓散主之"）；④白虎加人参汤（"服桂枝汤，大汗出后，大烦渴不解，脉洪大者，白虎加人参汤主之"）；⑤桂枝加附子汤（"太阳病，发汗，遂漏不止，其人恶风，小便难，四肢微急，难以屈伸者，桂枝加附子汤主之"）。

我们不难发现，虽然中、西医的理论体系不同，但二者在某些问题的处理上是有共通之处的，而且中医诊疗的内在机制在一定程度上也是能被西医理论体系所阐释的。如"太阳病，发汗后，大汗出，胃中干，烦躁不得眠，欲得饮水者，少少与饮之，令胃气和则愈"以西医理论来阐释则是高渗性脱水以水分丢失为主，而补水过多过快又会有引起水中毒的危险，故在给高渗性脱水的患者补液时，需要注意补液的量与速度，以及患者的耐受性。

又如日本学者曾对经方从实验角度做了一些研究并对《伤寒论》第73条"伤寒，汗出而渴者，五苓散主之；不渴者，茯苓甘草汤主之"做出了如下诠释：外感热病过程中的五苓散证，是高渗性缺水，往往是低血容量状态伴有的高血钠，所以特别口渴和小便不利。由于甘草这味药具有盐皮质激素样的作用，会促使血钠潴留，所以不适应高钠低血容量性的五苓散证，故方里没有甘草。相反，茯苓甘草汤证是低渗或等渗性的缺水状态，所以一般不会口渴。

然而有意思的是：①五苓散的应用范围不限于高渗性脱水，而该诠释未必适用于其他情况；②衰弱的患者和老年人的口渴反应可不明显，即便他们出现了高渗性脱水也可能会表现为口不渴；③临床中对于高渗性脱水的患者，我们同样有应用茯苓甘草基架构的机会；④常用于处理高渗性脱水的白虎加人参汤、桂枝加附子汤均含有甘草。

因此，我们或许可以得出以下结论：①中医临床中甘草的应用与否与患者是否为高渗性脱水无必然关联；②茯苓甘草汤的应用与否与患者的脱水类型无必然关联；③套用西医的理论体系或许能在一定程度上阐明中医诊疗的部分机制，但该诠释未必能有效指导中医的临床实践；④能否以西医理论来全面指导与评判中医的临床诊疗还是有待商榷的。

※水中毒（water intoxication）的特点是患者水潴留使体液量明显增多，血钠下降，血清钠浓度＜135mmol/L，血浆渗透压＜290mmol/L，但体钠总量正常或增多，故又称之为高容量性低钠血症（hypervolemic hyponatremia）。[《病理生理学》（第9版）]

※水中毒的原因：①水的摄入过多；②水排出减少。[《病理生理学》（第9版）]

※水中毒对机体的影响：①轻度水中毒患者，组织间隙中水潴留的程度尚不足以引起明显的凹陷性水肿。②急性水中毒时，由于脑神经细胞水肿和颅内压增高，故脑症状出现最早而且突出，可发生各种神经精神症状，如凝视、失语、精神错乱、定向失常、嗜睡、烦躁等，并可有视神经乳头水肿，严重者可因发生脑疝而致呼吸、心搏骤停。③轻度或慢性水中毒患者，发病缓慢，症状常不明显，多被原发病的症状、体征所掩盖，可出现低盐综合征（low salt syndrome）表现，即嗜睡、头痛、恶心、呕吐、软弱无力及肌肉挛痛等症状。[《病理生理学（八年制）》

（第3版）]

※防治水中毒的病理生理基础：①防治原发病。②轻症患者，只要停止或限制水分摄入，造成水的负平衡即可自行恢复。③重症或急症患者，除严格进水外，尚应给予高渗盐水，以迅速纠正脑细胞水肿，或静脉给予甘露醇等渗透性利尿剂，或呋塞米等强利尿剂以促进体内水分的排出。[《病理生理学》（第9版）]

选析与思辨："水中毒"隶属于中医"水饮"的范畴。轻度或慢性水中毒的表现可对应《金匮要略》"假令瘦人脐下有悸，吐涎沫而癫眩，此水也，五苓散主之"；急性水中毒的表现可对应《伤寒论》"中风，发热，六七日不解而烦，有表里证，渴欲饮水，水入则吐者，名曰水逆，五苓散主之"。故纵使是遇到与低容量性高钠血症截然相反的高容量性低钠血症，也同样有应用五苓散的机会。此外，日本丁宗铁先生等也已从实验上证实了五苓散对水、电解质的双向调节作用。

日本丁宗铁先生的实验结论如下：①五苓散对正常状态的小鼠几乎不显示利尿作用；②五苓散对水负荷状态的小鼠显示出较强的利尿作用；③五苓散对脱水状态的小鼠不但不显示利尿作用，反而显示抗利尿作用。

※低渗性脱水（hypotonic dehydration）特点是失

钠多于失水，血清钠浓度＜135mmol/L，血浆渗透压＜290mmol/L，伴有细胞外液量的减少，也可称为低容量性低钠血症（hypovolemic hyponatremia）。[《病理生理学》（第9版）]

※低渗性脱水的原因：①丧失大量消化液而只补充水分；②大汗后只补充水分；③大面积烧伤而只补充水分；④肾脏失钠。[《病理生理学（八年制）》（第3版）]

※低渗性脱水对机体的影响：①易发生休克：低渗性脱水时，如果细胞外液的低渗状态得不到及时的纠正，则水分可从细胞外液移向渗透压相对较高的细胞内液，从而使细胞外液进一步减少，低血容量进一步加重。另外，细胞外液低渗状态，既抑制口渴中枢，减少病人主动饮水，又抑制ADH分泌，使病人早期尿量不减少。因此，低渗性脱水的病人在临床上容易出现休克倾向，表现为静脉塌陷，动脉血压降低，脉搏细速等。②脱水体征明显。③尿量变化：细胞外液渗透压降低，抑制下丘脑视上核渗透压感受细胞，ADH分泌减少，肾小管对水重吸收减少。所以病人早期尿量一般不减少，有利于细胞外液渗透压的恢复。但严重脱水时，血容量明显减少刺激ADH释放增多，肾小管对水重吸收增加，结果引起少尿。④尿钠变化。[《病理生理学（八年制）》（第3版）]

※ 根据缺钠程度和临床症状，可将低渗性脱水分为轻度、中度和重度。轻度者，丢失氯化钠 < 0.5g/kg，血钠在 135mmol/L 以下，患者常感疲乏、头晕，直立时可发生昏倒（昏厥），尿中氯化钠很少或缺如；中度者，丢失氯化钠 0.5 ~ 0.75g/kg，血钠在 130mmol/L 以下，患者可有厌食、恶心呕吐、视力模糊、收缩压轻度降低、起立时昏倒、心率加快、脉搏细弱、皮肤弹性减弱、面容消瘦等表现；重度者，丢失氯化钠 0.75 ~ 1.25g/kg，血钠在 120mmol/L 以下，患者可有表情淡漠、木僵等神经症状，并有严重休克，最后可发生昏迷，甚至死亡。[《病理生理学（八年制）》（第 3 版）]

※ 防治低渗性脱水的病理生理基础：①防治原发病，去除病因。②适当的补液。③原则上给予等渗液以恢复细胞外液容量，如出现休克，要按休克的处理方式积极抢救。[《病理生理学》（第 9 版）]

※ 血清钾浓度低于 3.5mmol/L 称为低钾血症（hypokalemia）。[《病理生理学》（第 9 版）]

※ 低钾血症的原因：1. 钾摄入减少。2. 经肾及肾外途径钾丢失过多：（1）经胃肠道失钾：大量消化液丧失是低钾血症最常见的原因。发生机制为：①消化液含钾量比血浆高，故消化液丧失，必然丢失大量钾；②大量丧失消化

液导致血容量减少时，可引起醛固酮分泌增加，醛固酮可促使肾排钾增多。（2）经肾脏失钾。（3）经皮肤丢钾：大量出汗亦可引起低钾血症。3.钾进入细胞内过多。[《病理生理学（八年制）》（第3版）]

※低钾血症对神经－肌肉的影响：主要有骨骼肌和胃肠道平滑肌，其中以下肢肌肉最为常见，严重时可累及躯干、上肢肌肉及呼吸肌。①急性低钾血症：轻症可无症状或仅觉倦怠和全身软弱无力；重症可发生弛缓性麻痹。②慢性低钾血症：临床表现不明显。[《病理生理学》（第9版）]

※低钾血症对消化系统的影响：可引起胃肠道运动减弱，患者常发生恶心、呕吐和厌食。严重缺乏可导致腹胀甚至麻痹性肠梗阻。[《病理生理学（八年制）》（第3版）]

※防治低钾血症的病理生理基础：①防治原发病，尽快恢复饮食和肾功能。②补钾：对严重低钾血症或出现明显的并发症，如心律失常或肌肉瘫痪等，应及时补钾。③纠正水和其他电解质代谢紊乱。[《病理生理学》（第9版）]

※低钾血症易伴发低镁血症。[《病理生理学》（第9版）]

※低镁血症时，神经－肌肉的应激性增高，表现为肌

肉震颤、手足搐搦、Chvostek 征阳性、反射亢进等。[《病理生理学》（第 9 版）]

※ 低镁血症时胃肠道平滑肌兴奋，可引起呕吐或腹泻。[《病理生理学》（第 9 版）]

选析与思辨：《伤寒论》386 条"霍乱，头痛，发热，身疼痛，热多，欲饮水者，五苓散主之；寒多，不用水者，理中丸主之"中的理中丸，可用于对治轻度低渗性脱水或伴低钾血症。

《伤寒论》67 条"伤寒，若吐、若下后，心下逆满，气上冲胸，起则头眩，脉沉紧，发汗则动经，身为振振摇者，茯苓桂枝白术甘草汤主之"中的茯苓桂枝白术甘草汤，可用于对治轻、中度低渗性脱水伴低钾血症。

《伤寒论》82 条"太阳病，发汗，汗出不解，其人仍发热，心下悸，头眩，身瞤动，振振欲擗地者，真武汤主之"中的真武汤，可用于对治中、重度低渗性脱水伴低钾血症、低镁血症。

《伤寒论》354 条"大汗，若大下利而厥冷者，四逆汤主之"中的四逆汤，可用于对治失水失盐的低血容性休克早期。

古代中医虽然未曾似现代西医般将含于诸多疾病过程中的水、电解质紊乱单独抽取并展开定量分析与处理，但对津血代谢的重视程度与处理能力也丝毫不亚于现代西医。

此外，中、重度低渗性脱水由于有效血容量的减少，可出现口渴与小便不利等表现，所以在低渗性脱水中也同样有应用五苓散的机会；中、重度高渗性脱水由于有效血容量的减少，可出现心动过速（气上冲胸）与体位性低血压（起则头眩）等表现，所以在高渗性脱水中也同样有应用茯苓桂枝白术甘草汤的机会。

结合临床实际，我们不难发现：①中医诊断的主要依据是病史、症状、体征，而西医诊断的主要依据是病史、症状、体征、辅助检查；②中、西医对疾病的认知、分类、诊断及处理是存有显著差异的；③中医的"证"与西医的"病"分别隶属于中医、西医两大不同的医学体系，并不是完全一一对应的，而是可彼此交汇，但又泾渭分明的；④中医仅用一首五苓散便可有效处理多种水、电解质紊乱，而西医没有任何一种药物或方案具备同等效用；⑤西医诊断对中医临床的遣方用药未必有参考价值；⑥针对水、电解质紊乱的问题，中医也有补液的手段，但中医的治疗常不限于此；⑦中医给出的治疗方案未必完全符合西医的治疗原则；⑧即便西医诊断相同，但中医根据不同患者的具体表现，也可能会给出不同的治疗方案；⑨截至目前，没有任何一种药理机制能够完美地诠释五苓散。

因此，我们可得出以下结论：①西医的诊疗不是防治疾病的唯一手段；②不符合西医理念的诊疗也可能是正确且有效的；③现代西医对水、电解质代谢和水、电解质紊乱的认知，是存有明显缺陷的；④单以现有的西医理论来全面指导与评判中医的临床诊疗，不仅是不切实际的，而且还会严重限制中医的良性发展与临床取效；⑤病史、症状、体征等是实现中、西医有效沟通的桥梁，但若要求中医特定的"证"与西医特定的"病"的病史、症状、体征完全一致，才认可二者的可通约性则是不符合临床实际的。

※ 纠正水和电解质紊乱的输液疗法是临床上经常使用和极为重要的治疗手段。[《病理生理学》（第9版）]

选析与思辨：在水、电解质紊乱的处理上，WHO制定的基本用药原则是"能口服给药不注射给药，能肌内注射给药不静脉注射用药"，并且也反复多次提示了不合理使用静脉输液的潜在危害。但我国静脉输液现状仍不容乐观，如《2019年国家医疗服务与质量安全报告》显示：我国注射用的药物剂量比例是发达国家的12～25倍；又如《国家药品不良反应监测年度报告（2020）》显示：按照给药途径统计，2020年药品不良反应/事件报告中，注射给药占56.7%（注射给药中，静脉注射给药占91.1%）、口服给药占38.1%、其他给药途径占5.2%。

自 2016 年起，已有多个省份的医疗机构限制甚至全面取消了门诊输液，但我国滥用、乱用输液的问题仍未得到有效解决，以至于"降低住院患者静脉输液使用率"都被列入了 2021 年国家医疗质量安全改进目标。

此外，若从中医的角度来考量，我们便可能意识到静脉输液不良反应 / 事件的高发生率并不完全是操作不当与滥用的结果，因为包含静脉输液在内的治疗方案本身也存有缺陷——忽视了脾胃运化对气血津液生化输布的主导性①。为进一步明晰该问题，我们试以耕铭的"小儿泄泻案"为例简析如下：

患者，X 某，男，1 岁零 6 个月。3 天前出现发热咳嗽，医院予以常规退热治疗。热退后半夜 4 点左右，患儿出现腹泻，后逐渐加重转为水泻，日 20 余次，医院续以补液治疗，症状不减，患儿继而出现呕吐，进食减少。

当下症见：患儿低热（37.9℃），咳嗽少痰，面色萎黄，精神萎靡，饮水较多，小便量少（1 天当中仅于傍晚

---

① 《素问·经脉别论》有云："食气入胃，散精于肝，淫气于筋。食气入胃，浊气归心，淫精于脉。脉气流经，经气归于肺，肺朝百脉，输精于皮毛。毛脉合精，行气于府，府精神明，留于四脏，气归于权衡，权衡以平。气口成寸，以决死生。饮入于胃，游溢精气，上输于脾，脾气散精，上归于肺，通调水道，下输膀胱。水精四布，五经并行。合于四时五脏阴阳，揆度以为常也。"

6 点左右小便 1 次），舌质淡，苔薄白，眼窝较凹陷，心率 120 次 / 分。

辨证思路：患儿 3 天前出现发热咳嗽，医院予以常规退热治疗→"太阳病外证未解，不可冰也"，外感初期过用寒凉冰伏，郁遏正气，邪反不得解，加之正气被压，会引起变证和诸多不必要的隐患和麻烦→热退后半夜 4 点左右，患儿出现腹泻，后逐渐加重转为水泻，日 20 余次，医院续以补液治疗，症状不减，患儿继而出现呕吐，进食减少→正气屡遭打压，过量输液易清消患儿卫阳，导致病邪内传太阴而是非蜂起→低热（37.9℃），咳嗽少痰，面色萎黄，精神萎靡→表证仍在而里证已显，当表里双解→水泻日 20 余次，饮水较多，小便量少，眼窝较凹陷→提示阴竭→患儿太阴几近虚衰，生运化动失司，直接予以静脉输液并不能起到真正的补液作用，反倒会清消卫阳，助邪为患，应撤掉输液采用纯中药治疗→主证：太阴病风寒湿表里兼具兼阴竭→处方：大回阳饮加半夏、茯苓、人参、怀山药。

主证：太阴病风寒湿表里兼具兼阴竭。

处方：大回阳饮加半夏、茯苓、人参、怀山药。

肉桂 6g（碎），生甘草 6g，干姜 6g，生附片 6g（碎），生半夏 6g（碎），茯苓 8g，人参须 6g，怀山药 12g。3 剂，浓煎，加适量红糖调味，趁热温服，忌口生、冷、水果、油腻、发物等，嘱撤掉输液出院观察。

复诊：来电述患儿腹泻已止，低热、咳嗽、呕吐等症状已消，精神状态较好。嘱恢复后不要过早摄入过多营养丰富的美味佳肴，"以新虚不胜谷气故也"，宜清淡饮食三天为妙，方拟小米山药粥。

※ 过多的液体在组织间隙或体腔内积聚称为水肿（edema）。[《病理生理学》（第9版）]

※ 正常人体液容量和组织液容量是相对恒定的，这种恒定依赖于机体对体内外液体交换平衡和血管内外液体交换平衡的完善调节。当平衡失调时，就为水肿的发生奠定了基础。[《病理生理学》（第9版）]

选析与思辨：简而言之，水肿即是津血输布异常的宏观体现之一，而具体到中医临床则几乎不离"水饮"与"瘀血"。在水肿问题的处理上，中医不仅精于诊治，也善于防控，其可用之法繁多，这里就不一一尽举了。

中医临床视角下的发热

　　发热是小儿最为常见的病理表现，在各大儿童医院门诊中发热性疾病的年门诊量一直都高居于第一位。我们认为有必要在中医临床思维的指导下结合《病理生理学》教材对发热进行专题讨论，以深化广大儿科临床医生对发热的理解。

　　※ 病理性体温升高主要包括发热（fever）和过热（hyperthermia）。[《病理生理学（八年制）》（第 3 版）]

　　※ 发热是指在致热原的作用下，体温调节中枢调定点上移而引起的调节性体温升高，并超过正常值 0.5℃。[《病理生理学（八年制）》（第 3 版）]

　　※ 过热是各种原因导致体温调节障碍而引起的被动性体温升高，并超过调定点水平。[《病理生理学（八年制）》（第 3 版）]

选析与思辨：中医"发热"包含西医"病理性体温升高""炎症引起的局部发热"等情况，可分为自觉发热与他觉发热，而具体到《伤寒论》，"发热"一词则主要是指病理性体温升高。此外，虽然西医根据机体体温调节功能的状况将病理性体温升高划分为"发热"与"过热"，但在《伤寒论》及我们的临床实践中均未发现二者在治疗上有明显差异，故我们仍默认《伤寒论》及中医临床中有关病理性体温升高的论述及处理完全适用于本节"发热"内容的中医探讨。

※ 体温上升期的临床表现：畏寒、皮肤苍白，重者寒战，因立毛肌收缩，皮肤可出现"鸡皮疙瘩"。[《病理生理学（八年制）》（第 3 版）]

※ 高温持续期的临床表现：病人自觉酷热，皮肤颜色发红、干燥。[《病理生理学（八年制）》（第 3 版）]

※ 体温下降期的临床表现：体温下降，皮肤潮红、出汗或大汗，严重者出现脱水、休克。[《病理生理学（八年制）》（第 3 版）]

※ 发热使神经系统兴奋性增高，特别是高热（40～41℃）时，病人可能出现烦躁、谵妄、幻觉，有些病人出现头痛。[《病理生理学（八年制）》（第 3 版）]

※ 有些高热病人的神经系统可处于抑制状态，出现淡

漠、嗜睡等。[《病理生理学（八年制）》（第 3 版）]

※ 发热时心率加快，体温每上升 1℃，心率约增加 18 次 / 分，儿童可增加得更快。[《病理生理学（八年制）》（第 3 版）]

※ 发热时血温升高，可刺激呼吸中枢并提高呼吸中枢对二氧化碳的敏感性，再加上代谢加强，二氧化碳生成增多，共同促使呼吸加快、加深。[《病理生理学（八年制）》（第 3 版）]

※ 发热时消化液分泌减少，各种消化酶活性降低，因而产生食欲减退、口腔黏膜干燥、腹胀、便秘等临床征象。[《病理生理学（八年制）》（第 3 版）]

选析与思辨：尽管六经病皆可发热且治疗不尽相同，但根据我们对发热过程中三个时相，以及发热时机体功能与代谢变化规律的把握，不难意识到发热时常有应用桂枝汤类方、麻黄汤类方、白虎汤类方、调胃承气汤类方、四逆汤类方等的机会。如《伤寒论》"太阳病，头痛，发热，汗出，恶风，桂枝汤主之""太阳病，头痛发热，身疼腰痛，骨节疼痛，恶风无汗而喘者，麻黄汤主之""汗出而喘，无大热者，可与麻黄杏仁甘草石膏汤""伤寒，无大热，口燥渴，心烦，背微恶寒者，白虎加人参汤主之""不恶寒，但热者，实也，当和胃气，与调胃承气汤""阳明病，谵语，潮热，不能食，胃中有燥屎，宜大承气汤下之"少阴病，始得之，反发热，脉沉者，麻黄细辛附子汤主之""既吐且利，小便复利，而大汗出，下利清谷，内寒外热，脉微欲绝者，四逆汤主之"等。

※ 多数发热与自限性感染有关。[《病理生理学》（第9版）]

※ EP 在诱导发热的同时，也引起急性期反应[1]。[《病理生理学》（第9版）]

※ 人淋巴细胞孵育在39℃比在37℃中有更加强的代谢能力，能摄取更多的胸腺核苷。人和豚鼠的白细胞最大吞噬活性分别在38～40℃和39～41℃。[《病理生理学》（第9版）]

※ 多核白细胞和巨噬细胞在40℃下，其化学趋向性、吞噬功能及耗氧量都增加，但在42℃或43℃下则反而降低。[《病理生理学》（第9版）]

※ 当体温升高到41℃左右时，正常细胞尚可耐受，肿瘤细胞则难以耐受，其生长受到抑制并可被部分灭活。因此，目前发热疗法已被用于肿瘤的综合治疗，尤其是那些

---

①急性期反应是机体在细菌感染和组织损伤时所出现的一系列急性时相的反应，主要包括急性期蛋白的合成增多、血浆微量元素浓度的改变及白细胞计数的改变，是机体防御反应的一个组成部分。

对放疗或化疗产生抵抗的肿瘤，发热疗法仍能发挥一定的作用。[《病理生理学》(第9版)]

※临床和实验研究均表明，发热时体温升高极少超过41℃，即使大大增加致热原的剂量时体温也难以越过此界限。发热时体温上升的幅度被限制在特定范围内的现象称为热限(febrile ceiling)。[《病理生理学(八年制)》(第3版)]

※一般性发热的处理：对于不过高的发热(体温<38.5℃)又不伴有其他严重疾病者，可不急于解热。这除了前文所述的发热能增强机体的某些防御功能以外，发热还是疾病的信号，体温曲线的变化可以反映病情和转归。特别是某些有潜在病灶的病例，除了发热以外，其他临床征象不明显(如结核病早期)，若过早予以解热，便会掩盖病情，延误原发病的诊断和治疗。因此，对于一般发热的病例，主要应针对物质代谢的加强和大汗脱水等情况，予以补充足够的营养物质、维生素和水。[《病理生理学》(第9版)]

※必须及时解热的病例：①高热(>40℃)病例：高热病例，尤其是达到41℃以上者，中枢神经细胞和心脏可能受到较大的影响。已有实验证明，正常动物在极度高热的情况下，可导致心力衰竭。高热引起昏迷、谵妄等中

枢神经系统症状也是常见的。因而，对于高热病例，无论有无明显的原发病，都应尽早解热。尤其是小儿高热，容易诱发惊厥，更应及早预防为佳。目前，肿瘤免疫治疗是引发肿瘤患者发热的主要原因。免疫治疗包括单克隆抗体治疗，例如抗细胞毒性T淋巴细胞相关抗原4（cytotoxic T lymphocyte-associated antigen 4，CTLA-4）单抗和肿瘤过继免疫治疗，例如细胞因子活化的杀伤细胞（cytokine induced killer cells，CIK）等方法，其最常见的副作用是引起患者的发热反应。部分免疫治疗患者所致发热多为低热，持续时间过短，不需特殊治疗，发热自行消退；有些患者会出现40℃以上的高热，可能与CIK细胞制备及回输过程受到细菌污染有关，或者与CTLA-4单抗发生严重免疫反应有关，需及时解热。②心脏病患者：心率过快和心肌收缩力加强（交感神经和肾上腺素的作用）还会增加心脏负担，在心肌劳损或心脏有潜在病灶的人容易诱发心力衰竭，应特别注意。因而，对心脏病患者及有潜在的心肌损害者也须及早解热。③妊娠期妇女：妊娠妇女如有发热也应及时解热。理由如下：第一，已有临床研究报道，妊娠早期的妇女如患发热或人工过热（洗桑拿浴）有致畸胎的危险；第二，妊娠中、晚期，循环血量增多，心脏负担加重，发热会进一步增加心脏负担，有诱发心力衰竭的可能

性。[《病理生理学》(第9版)]

※物理降温：在高热或病情危急时，可采用物理方法降温。如用冰帽或冰带冷敷头部、在四肢大血管处用酒精擦浴以促进散热等。也可将患者置较低的环境温度中，加强空气流通，以增加对流散热。[《病理生理学》(第9版)]

选析与思辨：在发热问题的处理上，传统中医与现代西医本就分歧较多，而在了解到以上内容后，作为现代中医的我们更不免对"高热可对脑功及心功造成损害的普适性""酒精擦拭、冰块冷敷等通行物理降温手段的安全性""对普通高热患者（尤其是无明显原发病的患者）推行强制退热的必要性与合理性"等抱持怀疑。

传统中医并不单以体温高低为强制退热依据，而是在综合分析患者的各项表现后，才考虑是否需要给予强制退热，与"一般性发热的处理"，以及"心脏病患者、妊娠期妇女发热的处理"相类似，且相比体温高低，更为重视患者的精神状态、手足及腹部温度、汗出情况、二便情况、舌象脉象、主观感觉（口渴、恶寒、恶热、往来寒热……）等。

"对于高热病例，无论有无明显的原发病，都应尽早解热"是基于"高热病例，尤其是达到41℃以上者，中枢神经细胞和心脏可能受到较大的影响""已有实验证明，正常动物在极度高热的情况下，可导致心力衰竭""高热引起昏迷、谵妄等中枢神经系统症状也是常见的""小儿高热，容易诱发惊厥，更应及早预防为佳"等提出来的，但这显然与中医临床实际相左，正如日本汉方大家大塚敬节曾说："被体温计的数字魔术所迷惑，着眼于患者的发热而使用小柴胡汤和麻黄汤，实属误治。"更何况其论据本身也不具备严谨的说服性。

在真实临床中，由于热限现象的存在，41℃以上的超高热患者永远都是极少数的存在，而中等程度热及高热对机体防御功能的助益却是显著且普遍存在的。"已有实验证明，正常动物在极度高热的情况下，可导致心力衰竭"中的"极度高热的情况"，若是指环境高温所致的情况则当隶属于"过热"的范畴，若是指发热中的超高热情况则仍不具备临床普遍性。

高热虽可引起昏迷、谵妄等中枢神经系统症状，但真正可造成脑损伤的并不是发热本身而是病原微生物及其毒素。有些热性惊厥发生在患儿发热超早期的很短时间内，甚至出现热性惊厥后才发现发热。单纯退热治疗对于预防或治疗小儿惊厥无明显疗效。可见发热与热性惊厥并不存在必然诱导联系，严格意义上讲，临床中并没有所谓的

"热性"惊厥。

"有些患者会出现40℃以上的高热，可能与CIK细胞制备及回输过程受到细菌污染有关，或者与CTLA-4单抗发生严重免疫反应有关，需及时解热"中由细菌污染所引起的高热也径直采取解热处理是不甚合理的，原因有三：①感染性高热不等同于严重免疫反应；②退热不等同于杀菌、抗感染，也不利于机体的防御行为；③化学退热药通常附带抗炎作用，反倒会削弱机体的抗菌、杀菌功能。

随着医学知识的普及，西药解热的潜在危害已显露无遗，物理降温愈发受到患家的青睐，但我们对于"在高热或病情危急时，可采用物理方法降温"的安全性仍保持怀疑，尤其是对高热或病情危急时还伴有手脚冰凉、畏寒、寒战等表现的患者采取酒精擦拭与（或）冰块冷敷的情况，原因有二：①不分好歹地强制退热，即便是物理手段，也未必是无害且恰当的①；②体温高低与病情严重程度无必然联系，退热本身也未必有利于病情的缓解，甚至还有助纣为虐之嫌。

统观之，在高热期间，相比于强制退热，我们更需要的是尽早予以适当的营养支持并对病况保持清醒认知，正如《伤寒论》44 条所言："太阳病，外证未解，不可下也，下之为逆，欲解外者，宜桂枝汤。"同时亦不忘嘱咐交代"服已，须臾啜热稀粥一升余，以助药力"的营养支持

---

① 正如娄绍昆老师在一例疑似"乙脑"病案中所诠释的：一个三岁女孩陈小茵，住离校二十多里外的状元公社徐岙大队。四天来由于持续高热、神昏嗜睡、颈项强直等症状，送院治疗，西医认为有"乙脑"可疑。因其家人拒绝抽验脊髓液等检查，故未确诊。仅予以中西药物对症治疗，但病状不减。1975年8月10日特来邀请。我急急如律令地赶去诊治，当时病儿处于嗜睡状态，体温高达41℃，头额极烫，而两足冰凉，脉浮数，130次/分。家人见其高温不退，整日以冷面巾敷额，大扇扇风，以求降温，而病儿却毛孔粟立呈恶风寒状。查其苔白而滑，项部强直，凯尔尼格征明显，无汗，时有喷射状呕吐。当时我以其项背强直、发热恶寒无汗、脉浮数、苔白滑为主证，并顾及呕吐等症状，断定应予葛根汤加半夏汤以求解肌发汗，升津舒络，止呕降逆。并将"太阳病外证未解，不可冰也"的治疗原则用通俗的言语告其家人："外感表证高热为机体抗病的征象，无须进行任何外力强求降温。"服药后两个小时，汗出，体温降至38℃，呕吐止，口渴求饮。再试以大扇扇风，不见畏风寒之状，但精神却极度疲乏，恶衣被，小便变黄，大便未解，脉象转为洪大，我知病情已转向阳明阶段，于是即予以白虎加人参汤二剂，随后热退身凉，诸症消失，无任何后遗症。

手段。值得注意的是，在发热期间的营养支持方面，相较于西医所追求的营养丰富与全面，我们中医临床更讲求清淡饮食，且现代研究也表明：高能量、高脂肪、高蛋白的食物具有促进炎症反应的作用，会使炎症疾病加重，不利于疾病的控制与治疗。《伤寒论》中对此亦有过详细记载："吐利发汗，脉平小烦者，以新虚不胜谷气故也""病人脉已解，而日暮微烦，以病新差，人强与谷，脾胃气尚弱，不能消谷，故令微烦，损谷则愈"。

综合上述有关发热对机体的影响，我们不难发现，发热（特别是高热）对免疫力的提升具有巨大推进作用。正如前几年中国科学院生物化学与细胞生物学研究所陈剑峰研究组在一项发表于国际免疫学权威期刊《免疫》杂志的研究成果中所阐释的——发热会开启人体对抗病原体感染和身体损伤的高级别保护机制，这一过程对于生物体的存活非常重要。而这也或许正是中医"变蒸学说"——"变者，变其情智，发其聪明；蒸者，蒸其血脉，长其百骸"的内在机制之一。我们也可以大胆地推测所谓的"高热损害"实际上是"高热期间的损害"，并不是由高热本身导致的，而是致病微生物毒害与（或）缺乏适当营养支持与（或）医源性损害的结果。

肿瘤免疫治疗过程中的发热反应，以及肿瘤综合治中的发热疗法，与《伤寒论》101条"伤寒中风，有柴胡证，但见一证便是，不必悉具。凡柴胡汤病证而下之，若柴胡证不罢者，复与柴胡汤，必蒸蒸而振，却复发热汗出而解"有相似之处，统属于中医"瞑眩反应"的范畴，且中医在这方面的理论认知与临床应用要远超于西医，以至于绝大部分涉及"瞑眩"的临床表现到现在都难以被西医所普遍理解与接受。耕铭认为，发热主要是为了提高机体的基础代谢率，它实际上是EP分子在交叉促进与帮助体内免疫系统良性应激过程中的一个附属的生命活动，促进免疫应答是其核心目的，一旦出现了在临床治疗中可控可操作的正邪交争的"调定点"，我们就会有更大的治疗把握。所以，促进人体正气恢复、自我排邪的趋势是中医治疗任何疾病的关键。严格来讲，这种趋势除非在极个别情况（反应过度，如阳明病），是容不得抑制与打压的。这里我们仅以耕铭诊治的小儿五迟、五软案为例简略说明发热等作为"瞑眩反应"时，在现代中医临床中的体现与应用。

患者，G某，男，6岁。发育迟缓，心智发育落后，智力较同龄儿偏低，于幼儿园做操时明显跟不上趟。患儿频繁感冒，每日晨起咳嗽明显，白天持续流鼻涕，每次感冒发热肚子都会比周围皮肤温度高。吃东西稍多则会引起积食。

当下症见：患儿肌肉松软无力，性格敏感，烦躁易怒，对生人易产生抵触警戒心理，大便干，多日一次，舌质淡，苔白厚腻，齿痕较明显，有明显口臭，脉弦细无力。按数字顺序连线成图，无法顺利完成。

辨证思路：发育迟缓，心智发育落后，智力较同龄儿偏低→为五迟、五软，属先天不足导致的太阴病里虚→先天不足导致后天不足，后天不足导致生运化动失常，生运化动失常导致里滞，加之内外感召，里滞易郁而化热并作生他病→每次感冒发热肚子都会比周围皮肤温度高→太阴病里虚兼里滞→频繁感冒，每日晨起咳嗽明显，白天持续流鼻涕→为里虚致表病，属太阴病里虚的或然证，无须特殊处理→吃东西稍多则会引起积食→太阴不足以致运化不利，为里虚致里滞，属太阴病里虚的或然证，无须特殊处理→肌肉松软无力→太阴先天不足以致后天失养，属太阴病里虚的或然证，无须特殊处理→性格敏感，烦躁易怒，对生人易产生抵触警戒心理→为太阴"土不伏火"，属太阴病里虚兼里滞的或然证，无须特殊处理→大便干，多日一行，舌质淡，苔白厚腻，齿痕较明显，有明显口臭，脉弦细无力→属太阴病里虚兼里滞的或然证，无须特殊处理→主证：太阴病里虚兼里滞→处方：四逆汤加半夏、肉桂、茯苓、怀山药→吃东西稍多则会引起积食，说明患儿胃虚明显，酌加脾四味（半夏、人参、茯苓、山药），因患儿的虚劳并不明显，酌去人参→舌质淡，苔白厚腻，齿痕较明显，说明患儿的里滞偏水分，配伍仲景特色温化水饮药对——肉桂＋茯苓→患儿6岁，加之为先天不足导致的慢性病，需长时间调理（培土筑基），选用膏方，剂量取一两等于2g。

主证：太阴病里虚兼里滞。

处方：四逆汤加半夏、肉桂、茯苓、怀山药。

生甘草240g，生附片240g（碎），干姜240g，生半夏240g（碎），肉桂240g（碎），茯苓320g，怀山药480g，熬膏（此为40天的剂量）。嘱忌口生、冷、水果、油腻、发物。

复诊：患儿咳嗽、流涕明显改善，服药期间未出现感冒，大便一日1～2次，较不成形，患儿汗出较平日明显增多，其母甚感欣慰。原膏续熬40天。

三诊：服药期间患儿感冒一次，症见发热（38.8℃），恶寒，汗出，呕吐，咳嗽，流涕。（按：服药期间新出现的症状或体征，我们需要辩证地看待。结合患儿服药期间前后的变化，我们发现患儿的当下症未符合阳气蓄积的标准，可能仅为一般意义上的太阳病表虚证，随证治之即可。）

主证：太阳病表虚证。

处方：桂枝汤。

肉桂 9g，炒白芍 9g，生姜 12g（切），生甘草 6g，大枣 12g（擘）。1 剂，嘱温服，覆取微似汗。

四诊：患儿半副即愈。嘱次日续服膏方。

五诊：患儿偶发咳嗽，流涕消失，近来食欲较好，大便一日 1～2 次，较不成形，性格较前温顺开朗许多，能够主动和陌生小孩接触，反应能力增强，之前喜欢在地上俯卧转圈的习惯自行消失。原膏续熬 40 天。

六诊：服药 20 余天后，患儿再次出现"感冒"，症见发热（40.1℃），恶寒，不汗出，手脚冰凉，不欲饮食、饮水，未大便，困乏嗜睡。（按：患儿"发热，恶寒"却出现了"不汗出，手脚冰凉，不欲饮食、饮水，未大便，困乏嗜睡"，说明患儿的身体已经处于阳气蓄积的状态，正在为太阴病"脾家实，腐秽当去"作准备，并不是一般意义上的"感冒"，而"发热"只是该过程中的一个伴随症状，无须特殊处理，续服膏方即可，或可外配推三关。）嘱为阳气蓄势而复作热之象，"以死阴尚伏于里未尽去故也"，续服膏方即可，外配推三关。

七诊：患儿高热依旧不退，其母担心患儿惊厥而一夜未睡，未见患儿大便，患儿食欲不振，依旧嗜睡不起。其母问及可否予以强效退热，曰不可，"其死阴留伏之深者，间有用助阳药，其病反增剧，治者宜尚果毅，务助其阳，则死阴尽退，生阳自归原，而其热亦自去矣"，续服膏方，外配推三关。（按：患儿是太阴病里虚兼里滞，务必"脾家实，腐秽当去"，方能从根本上扭转患儿的体质。因此，我们不能因为患儿的高热持续不退而急投清热解表。若强效退热，高热或可暂退，但病必不除。）

八诊：患儿体温稍降（38.9℃），仍未见大便，小便量较少，患儿食用少许蔬菜蝴蝶面与甜豆浆，喜卧嗜睡。嘱续服膏方，外配推三关。

九诊：患儿夜间频频汗出，清晨热已退并排出很多酸臭味稀胶样粪便，其母述其气味冲鼻极难闻，约有半小桶。（按：此"脾家实，腐秽当去故也"。）除略疲乏外，患儿余无不适，其母欣喜不已。（按：患儿夜间频频汗出，推测其在"太阴欲解时"出现；患儿清晨排出很多酸臭味稀胶样粪便，应属"瞑眩反应"。）嘱"新虚不胜谷气"，宜清淡饮食，并续服膏方。（按：大病、久病、热病恢复后期，在饮食上一定要注意以清淡为主，油腻生冷坚决不沾，"以新虚不胜谷气故也"。）

十诊：患儿神智思维与运动协调力明显改善，但独立完成数字顺序连线成图依旧坚持不下来，嘱不必灰心，以王道无近功也。原膏续熬40天。

......

十三诊：患儿近乎痊愈，性情温顺，思维能力、行动能力与同龄儿相当，学会骑四轮自行车，可独立完成数字顺序连线成图，免疫力改善显著，不再频繁感冒，消化功能恢复颇佳，食欲很好，未再出现积食，大便规律正常，患儿屁股与大腿肌肉也结实了许多（之前肉绵绵的）。其母万分感激，嘱中药可停，定期为患儿脐疗。

《伤寒论》的灵魂不在方药而在病理态势

　　每一个看似偶然的现象背后都有其必然性，过去、现在、未来，是一条完整的因果关系链。历史纵横的、发展演变的中医诊疗观便是在这一基础之上，以一种全观的视野窥探着疾病的动态发展变化，并以此指导中医的临床实践活动。

　　历史纵横的、发展演变的中医诊疗观并非是具象化的形式，而是一种以客观事实为依据进行的主观能动的思维活动，具体来讲就是对于患者病理态势的把握。但由于患者病理态势的客观隐匿性，想要深刻感知到它的存在并深入探讨其内在规律是极为困难的，仲景的最大贡献便在于此——通过《伤寒论》以其极具创造性的头脑，将人体病理状态下宏观的病态、病能的发展变化规律通过六经病的经证、病证、方证、药证的逻辑推理与实践演绎完美地呈现出来，这些具体到患者身上便是治疗前与治疗后的转归。为阐明其极端重要性及意义，我们将结合《伤寒论》及临证体会简述如下。

一、没有病理态势的转归是不存在意义的

太阳病，初服桂枝汤，反烦不解者，先刺风池、风府，却与桂枝汤则愈。

——《伤寒论》第 24 条

若屏蔽掉"先刺风池、风府，却与桂枝汤则愈"这一结果，我们还能否单纯地通过"太阳病，初服桂枝汤，反烦不解"来推断其"服桂枝汤，反烦不解"并非误治，而是"瞑眩反应"，并在此基础之上坚定不移地再一次运用"桂枝汤"呢？

答案是不能。因为"太阳病，初服桂枝汤，反烦不解"只能说明患者在服用桂枝汤后出现了转归，但转归的方向我们是无从知晓的。

二、没有病理态势的诊疗是片面化的

若仅考虑方证，《伤寒论》第 24 条在临床上是否具有可重复性？

答案是不具有可重复性，甚至会出现误治的情况。因

为方证只考虑到了"证"与"方"的关系，而没有深入剖析患者的病理态势。若"反烦"并非是"瞑眩反应"的表现形式，而是内传阳明的信号，"刺风池、风府，却与桂枝汤"无异于火上浇油。著名《伤寒论》学者娄绍昆先生曾运用方证相对原则给某位身患高血压、冠心病的患者投以甘草泻心汤进行治疗，患者初服微效，再服则诸症蜂起，与上同理。

三、即使无证可辨，单靠病理态势也能进行诊疗

少阴病，脉沉者，急温之，宜四逆汤。

——《伤寒论》第 323 条

潜在的癌前病变、心脑血管疾病、急腹症等的患者在传统中医内科诊疗初期无证可辨的情况并不少见。而一旦患者从无证可辨过渡至有证可辨的情况，如癌症前期过渡为癌症中晚期，即便方证相对，预后也往往是不良的。若我们单纯地认为患者无证可辨即阴阳平和而无病，或认为无证可辨即无方可用而无须予以治疗，许多危重症的超早期介入随之便失去了黄金治疗时机，而相伴随的看似意料之外、实属情理之中的诸多医疗风险与悲剧的发生也将是非蜂起。

以《伤寒论》第 323 条为例，此条的"脉沉"是在暗

示患者的病理态势可能已经处于休克早期，但患者尚未出现"面色苍白、四肢湿冷、血压下降、尿量减少、虚性亢奋"等明显的休克表现。在无证可辨的情况下，仲景根据患者的病理态势有所预见性地运用了四逆汤进行干预性治疗，并以"急温之"来警示后人。

四、把握病理态势，谨防出现变证

服桂枝汤，大汗出后，大烦渴不解，脉洪大者，白虎加人参汤主之。

——《伤寒论》第 26 条

若对病理态势的把握不够准确，则会因截断不明而出现变证。仲景虽然被尊称为"医圣"，但他还是存在短板的。尤其是对于病理态势的把握，他是经常吃教训的。作为后世的中医人，我们应该从中了悟真机，从诸多宝贵的误治与变证中参透法式，推陈出新。

以《伤寒论》第 26 条为例，患者服桂枝汤后出现了"大汗出""大烦渴""脉洪大"的症状，是由于仲景未能准确地把握住患者的病理态势，致使患者的病情进一步发展。好在仲景在患者出现转归时，及时发现了自己的问题，并以白虎加人参汤进行了补救。与此相类似的还有《伤寒论》第 29 条、39 条、61 条、63 条等。

五、病理态势是预测与评判转归的核心要素

伤寒，脉浮而缓，手足自温者，系在太阴。太阴当发身黄，若小便自利者，不能发黄。至七八日，虽暴烦下利日十余行，必自止，以脾家实，腐秽当去故也。

——《伤寒论》第 278 条

《伤寒论》第 278 条中的太阴病患者经治疗后出现了"脉浮而缓，手足自温"的转归，仲景结合其病理态势将此断为正气来复欲托邪外出的"瞑眩反应"之先兆，并作出了两种预测：第一，若患者在表之排邪渠道畅通，则可能以"小便"的形式排出，进而避免"阴黄"的伴随出现；第二，若患者在表之排邪渠道不敏感，则会伴随出现"阴黄"，并因正气的不断累积和蓄势最终通过太阴本位——消化系统以"暴烦下利日十余行"的形式而解。

再如《伤寒论》第 24 条与第 26 条中的患者均是在服用桂枝汤后出现了"烦不解"的转归，但由于其病理态势的不同，仲景给出了截然相反的结论与举措：第 24 条的转归为"瞑眩反应"，"先刺风池、风府，却与桂枝汤则愈"；第 26 条的转归为截断不明导致的变证，"白虎加人参汤主之"。

六、病理态势才是评判诊疗的金标准

伤寒，脉浮，自汗出，小便数，心烦，微恶寒，脚挛急，反与桂枝汤，欲攻其表，此误也，得之便厥。

——《伤寒论》第 29 条

太阳病，发汗，遂漏不止，其人恶风，小便难，四肢微急，难以屈伸者，桂枝加附子汤主之。

——《伤寒论》第 20 条

太阳病，过经十余日，反二三下之，后四五日，柴胡证仍在者，先与小柴胡。呕不止，心下急，郁郁微烦者，为未解也，与大柴胡汤，下之则愈。

——《伤寒论》第 103 条

诊疗的结果并不一定能评判诊疗过程的好坏，病理态势才是评判诊疗的金标准。宋本《伤寒论》第 29 条中掺杂有后世注文，容易干扰我们对条文的正确解读，建议比照《康治本》参看。此条"得之便厥"的主要原因，同样是未考虑到病理态势的问题。《康治本》中无"欲攻其表，此误也"7 字，我们认为此 7 字确为后人衍文，排除《伤寒论》第 29 条"欲攻其表，此误也"7 字的干扰，并结合第 20 条来看，单从症状、方药、转归三个方面，我们便会发现第 29 条的转归并非是由于误服桂枝汤而实为截断不明所致。

与上述相类似的又如《伤寒论》第103条，条文中的"呕不止，心下急"亦并非误服小柴胡汤所致，而是在服用小柴胡汤的基础上激化正邪交争而出现了病程转归，由此仲景急中生智，在原先小柴胡汤的基础上重新构筑出了一张大柴胡汤方。

　　故综合以上分析，耕铭结合自己在《伤寒论》治学与临证中经常反复强调的一句话作为总结：中医的水平当看《伤寒论》，《伤寒论》的水平当看六经，六经的水平当看病理态势的把握！

附

篇

中医儿科用药、给药注意事项

一、中医儿科经方常用剂量

一般情况的剂量，一两折合为 3g 较妥，青少年可折合为 5g，而重病顽疾则需放手投予重剂，一两折合为 10g 亦不为过。（注：耕铭临床之用药大多首选生药、原药，不杂以拙巧修治之品。）

此处需要特别强调的是，量效问题是打破常规思路与临床局限的一把钥匙，是带动六经辨证飞升的灵魂。对于沉疴痼疾，即便有时方子考虑得很到位，但如果药量不够，达不到起沉疴的效果，是没有任何意义的。

内藤希哲在《医经解惑论》里也特别强调过："凡欲用仲景之方者，不可不明详其剂量，而用之如法也。如今之用药，一帖仅一钱重，而一日与二三帖，比诸仲景之法，则药不及五分之一，而其水则倍之。其体强而有微虚者，与其体弱而有微滞者，如此犹可；若夫大病危笃者，如今之法则虽用仲景之方而不能奏效。遂以为仲景之方不神，非方不神，而用之不如法也。予用仲景之方，皆如其法，故众医束手、以为必死者，得活亦多矣，方之神于是乎见。"

二、小儿内服药

水量要少，药味要好，可加红糖、饴糖、蜂蜜调味，但不可加精制糖。

三、小儿给药

切勿捏鼻强灌以防呛入气管，可用灌药器伸入小儿口内舌根部推入，也可直肠给药（"肺与大肠相表里"，小儿疾病多见呼吸系统疾病、消化系统疾病，均可直肠给药），呼吸系统疾病急性发作期，可选中药雾化吸入以直达病所。此外，耕铭最近发现网上流行一种儿童注射型喂药神器（分奶嘴型和导管型），用起来方便轻松，值得推荐。

四、小儿直肠给药

1. 操作步骤：①中药加热至38.5℃左右；②中药吸入针管，然后继续吸入少量空气，让针头向下，使空气进入注射器尾端，可借助空气的压力一次性将药物全部注入直肠；③中药吸入针管后，连接一次性直肠给药管，给药管涂润滑油（一般用医用甘油），然后缓慢推入直肠（给药深度：0～1岁3cm，1～6岁5～7cm）；④中药推入直肠后，轻拍患儿屁股，促进肛门括约肌收缩，以防药液溢出；⑤然后让患儿以俯卧位在床上休息15～20分钟，以便药物保留吸收。

2. 注意事项：①直肠给药前，先让患儿排便，以增加药物与直肠黏膜的接触面积；②直肠给药前，先让患儿放松，不要强行给药，以免给药后患儿随即排泄。

3. 禁忌证：严重腹泻、肛门直肠结肠手术后、急腹症，以及怀疑肠坏死或肠穿孔的患儿慎用或禁用。

中医儿科忌口须知与中药调服

　　俗语有云"病从口入"，忌口实为防治疾病的一大根本举措。但今时之人往往仅考虑饮食卫生的问题，而忽视了饮食不节①的潜在危害，以致治病未能全其功②，调养不能得其宜③。据我们临床的相关统计，因饮食不节而生病，或导致疾病加重、复发甚至迁延难愈者并不在少数，如嗜食水果而双侧腋下长满痰核的便秘患儿、因食用鱿鱼而复发加重的白血病患儿、新虚而食复④的咳嗽患儿……小儿脾常

---

①《灵枢·小针解》曰："饮食不节，而病生于肠胃。"

②《素问·征四失论》曰："不适饮食之宜……足以自乱，不足以自明，此治之三失也。"

③《金匮要略》曰："凡饮食滋味，以养于生，食之有妨，反能为害。"

④《伤寒论》曰："病人脉已解，而日暮微烦，以病新差，人强与谷，脾胃气尚弱，不能消谷，故令微烦，损谷则愈。"

不足，多积多滞，故在儿科临床中尤需强调与落实忌口相关问题。

　　具体到临床，忌口主要包括忌生、冷、水果、肥甘、海鲜、发物。其中"生"[①]主要是指生肉[②]、生菜[③]等；"冷"[④]主要是指冷饮、雪糕等；"水果"主要是指西瓜、甜瓜[⑤]、苹果[⑥]、橘子[⑦]等，由于水果性味繁杂、种类多样，耕铭建议治疗期间最好任何水果都不要食用；"肥甘"[⑧]主要是指油腻、荤食、煎炸、烧烤、奶乳等；"海鲜"主要是指鱼[⑨]、

---

① 《四部医典》认为："所有生的蔬果都能闭阻脉门。"

② 《金匮要略》曰："食生肉，饱饮乳，变为白虫。"

③ 《金匮要略》曰："时病差未健，食生菜，手足必肿。"

④ 《素问·调经论》曰："因寒饮食，寒气熏满，则血泣气去。"《灵枢·邪气脏腑病形》曰："形寒寒饮则伤肺，以其两寒相盛，中外皆伤。"

⑤ 《本草纲目》曰："西瓜、甜瓜皆属生冷，世俗以为醍醐灌顶、甘露洒心，取一时之快，不知其伤脾助湿之害也。"

⑥ 《金匮要略》曰："林檎不能多食，令人百脉弱。"《别录》曰："多食令人胪胀，病人尤甚。"

⑦ 《本草求真》曰："橘瓤与皮关属一物，而性悬殊。橘皮味辛而苦，而橘瓤则变味甘而酸也；皮有散痰、开痰、理气之功，而瓤则更助痰作饮，及有滞气之害也。"

⑧ 《素问·奇病论》曰："肥者令人内热，甘者令人中满。"

⑨ 《名医别录》曰："时行病起，食之多复。"

虾①、蟹②等；"发物"主要是指强刺激及重口味③之品。

而将以上设为禁忌的根本原因无外乎有三：第一，其易郁遏甚至败坏脾胃，如食冷常伤脾胃阳气、水果大多困脾助湿、油腻大多碍胃生痰、海鲜大多流窜阴分、发物大多刺激肠胃等；第二，其与药性失宜；第三，其反与病性相宜。

耕铭认为，忌口的问题一向是决定小儿疾病根治与否的关键，但也是医生与患儿及其家属在治疗过程中最容易忽视的问题。我们由此也不得不去重新审视一下——许多患儿诸治不愈、迁延反复的疑难杂症，可能亦是长期不注意忌口所导致，而有些家长却仍然被蒙在鼓里，不以为然。

同时值得注意的是，在绝大多数人都丰衣足食的现代，部分儿童家长仍偏执于营养唯成分的呆补理论而忽视了儿童在生、长、化、收、藏方面已上升到决定性位置的脾胃功能的固护，进而反复焦虑纠结于忌口是否会导致营养失

---

① 《食疗本草》曰："动风，以疥疮。"

② 《本草新编》曰："凤疾人食之，其病复发。"

③ 《素问·金匮真言论》曰："阴之所生，本在五味；阴之五宫，伤在五味。是故味过于酸，肝气以津，脾气乃绝。味过于咸，大骨气劳，短肌，心气抑。味过于甘，心气喘满，色黑，肾气不衡。味过于苦，脾气不濡，胃气乃厚。味过于辛，筋脉沮弛，精神乃央。是故谨和五味，骨正筋柔，气血以流，腠理以密，如是则骨气以精。谨道如法，长有天命。"

衡并为此屡犯"虚虚实实"之戒，终至无一方可用、无一病可治。此外，在我们的临床中也并未遇到过一例在服药期间因忌口而出现营养失衡的情况，反倒是因未严格忌口而出现诸多变证者比比皆是，而因认真履行忌口，脾胃功能恢复愈发健运的更不在少数。

最后需要大体介绍一下中药的熬制方法及药渣的处理方式：

中药熬制方法：药物冷水浸1小时，加水至1500～2000mL（加水不能太少，避免煎药过程中熬干糊锅，熬糊的药停止服用，另取新药熬制），大火烧开（留意冒锅），开锅后改中大火继续煮沸40分钟至1小时，务必要贯彻落实好煎煮时间。将煎好的药液算出。二煎加水500～800mL，开锅后继续煮沸15～20分钟，三煎同上。三次药液混匀，静置沉淀滤去药渣和浓稠的部分（非常重要，以免刺激咽喉和胃肠黏膜），取上层清液，分成三份温服。

药渣处理方式：遵循中国传统文化的思路，"铜山西崩，洛钟东应"，人喝下去的药液与药渣应该是一体的，它们虽然分开但仍有冥冥的联系。所以，尽量不要把药渣倒到下水道或垃圾堆里，而应撒到植物花丛之间作为沤肥，滋养万物生灵。此条虽无现代科学依据，但也是有因果联系的。

耕铭中医儿科诊疗纲目参考式样

基本信息

患儿姓名：　　　　　　　性别：

年龄（周岁）：　　　　　联系方式：

病史

（一）既往史

患儿平素体质：

□虚弱

□一般

□健壮

患儿是否有：

□手术史

□外伤史

患儿是否患有遗传性疾病（如有请具体说明）：

（二）个人史

患儿母亲的生育年龄：

患儿母亲妊娠期间患过哪些疾病：

分娩情况：

□正常

□难产（具体情况）：

□足月生产

□早产（几个周出生）：

出生后情况：

□早产儿或小于胎龄儿

□新生儿黄疸（□生理性　□病理性）

□新生儿肺炎

□新生儿寒冷损伤综合征

□新生儿缺氧缺血性脑病

其他：

主诉

（1）起病情况、发病时间、起病缓急、前驱症状、可能的病因和诱因：

（2）主要症状、特点及演变情况：

（3）伴随症状：

问诊

1.患儿平素感冒时是否容易腹泻？

2.患儿是否喜食生、冷、水果、牛奶、油腻之品？

3.患儿是否经常采用输液、抗生素等方式进行治疗？

4.患儿日常情绪如何？（非常重要）

5.患儿怕冷吗？手脚冰凉吗？手脚心发热（手脚温度明显高于其他部位或自觉发热）吗？

6. 患儿怕热吗？感觉烦热吗？

7. 患儿口干口渴（病态的，即能够明显感觉到的）吗？如果渴的话想喝水吗？喜欢喝热水还是冷水？

8. 患儿食欲怎么样？

9. 患儿有皮肤病史吗？

10. 患儿出汗异常吗？（出汗过多、过少、汗出部位异常等）

11. 患儿小便不利吗？
□次数多且每次量少
□次数少且每次量少
□无
12. 患儿排便不畅吗？大便成形吗？

13. 患儿恶心欲吐吗？

14. 患儿腹痛吗？腹胀吗？

15. 患儿有咽喉不适感吗?

☐咽喉干

☐咽喉痛

☐咽喉痒

☐咽喉有烧灼感

☐咽喉有梗塞感

☐无

16. 患儿有无类似于一阵怕热一阵怕冷的状态?

17. 患儿有无在每天特定时间段里规律性出现异常的情况?

18. 患儿头面部(包括口腔)容易出现上火吗?

19. 患儿体重正常吗?

☐羸瘦

☐匀称

☐超重

20. 患儿身体是否有特定部位的疼痛?

21. 患儿的睡眠质量如何？

□ 容易在某个时间段醒（具体时间）：

□ 做噩梦

□ 遗尿

□ 流口水

□ 说梦话

□ 磨牙

□ 夜啼

□ 夜间手脚发热

□ 蹬被

□ 半夜口干口渴

□ 会梦游或无端坐起

□ 晚上起夜频繁（次数）：

以上未提及但患儿存在的：

22. 患儿白天的兴奋度怎么样？白天容易嗜睡吗？

望诊

1. 面色如何？有无特殊表象？

2. 舌质颜色？舌体表面有无裂纹？舌苔厚薄？舌苔有无剥落？舌苔颜色？舌苔润燥？口唇是否发绀？

3. 经络循行诊断：

4. 囟门（主要指前囟）
形状：□正常　　□凹陷　　□凸出
患儿出生后多久闭合：

5. 白睛是否黄染、是否充血、是否有蓝黑色小点？

6. 牙龈根部是否有米栗样凸起？

7. 口唇黏膜是否有黑斑色素沉着？

8. 喉核是否充血肿大？

9. 胸廓与脊柱是否畸形？

10. 若有肺系疾病，有无三凹征（胸骨上窝、锁骨上窝、肋间隙出现明显的凹陷）？

11. 皮肤（着重斑疹）与毛发（着重睫毛）有无异常？

12. 排泄物的检查：

腹诊

1. 胸胁苦满

2. 胸骨压痛

3. 心下痞

4. 心下、脐上下动悸

5. 脐周结节

6. 左右少腹急结

7. 腹直肌挛急

8. 腹部温度（与四肢对比）

切诊

1.脉迟数? 有无交替脉 / 奇脉 / 水冲脉? 指套式经皮所测血氧饱和度?

2.特殊穴位切诊:(太溪、至阳、灵台、阳陵泉、三阴交等)

3.有无瞾核肿大?

4.肌张力的检查:

本书指要部分涉及《伤寒杂病论》方剂对应经典条文总览

二画

十枣汤

·太阳中风，下利，呕逆，表解者，乃可攻之。其人漐漐汗出，发作有时，头痛，心下痞硬满，引胁下痛，干呕，短气，汗出不恶寒者，此表解里未和也。十枣汤主之。

·脉沉而弦者，悬饮内痛。病悬饮者，十枣汤主之。

·咳家，其脉弦，为有水，十枣汤主之。

·夫有支饮家，咳烦，胸中痛者，不卒死，至一百日或一岁，宜十枣汤。

三画

小柴胡汤

·太阳病十日以去，脉浮细而嗜卧者，外已解也。设胸满胁痛者，与小柴胡汤；脉但浮者，与麻黄汤。

· 伤寒五六日，_{中风}。往来寒热，胸胁苦满，嘿嘿不欲饮食，心烦喜呕，或胸中烦而不呕，或渴，或腹中痛，或胁下痞硬，或心下悸，小便不利，或不渴，身有微热，或咳者，小柴胡汤主之。

· 血弱气尽，腠理开，邪气因入，与正气相抟，结于胁下，正邪分争，往来寒热，休作有时，嘿嘿不欲饮食，脏腑相连，其痛必下，邪高痛下，故使呕也，小柴胡汤主之。服柴胡汤已，渴者，属阳明，以法治之。

· 得病六七日，脉迟浮弱，恶风寒，手足温。医二三下之，不能食，而胁下满痛，面目及身黄，颈项强，小便黄者，与柴胡汤，后必下重。

· 伤寒四五日，身热恶风，颈项强，胁下满，手足温而渴者，小柴胡汤主之。

· 伤寒，阳脉涩，阴脉弦，_{法当腹中急痛}。先与小建中汤；不差者，小柴胡汤主之。

· 伤寒中风，有柴胡证，但见一证便是，不必悉具。凡柴胡汤病证而下之，若柴胡证不罢者，复与柴胡汤，必蒸蒸而振，却复发热汗出而解。

· 伤寒十三日不解，胸胁满而呕，日晡所发潮热，已而微利。_{此本柴胡证，下之以不得利，今反利者，知医以丸药下之，非其治}

也。潮热者，实也。先宜服小柴胡汤以解外，后以柴胡加芒硝汤主之。

· 妇人中风七八日，续得寒热，发作有时，经水适断者，此为热入血室。其血必结，故使如疟状，发作有时，小柴胡汤主之。

· 伤寒五六日，头汗出，微恶寒，手足冷，心下满，口不欲食，大便硬，脉细者，此为阳微结，必有表，复有里也，脉沉亦在里也。汗出为阳微，假令纯阴结，不得复有外证，悉入在里，此为半在里半在外也。脉虽沉紧，不得为少阴病。所以然者，少阴不得有汗，今头汗出，故知非少阴也。可与小柴胡汤。设不了了者，得屎而解。

· 伤寒五六日，呕而发热者，柴胡汤证具，而以他药下之，柴胡证仍在者，复与柴胡汤，此虽已下之，不为逆也。必蒸蒸而振，却发热汗出而解。若心下满而硬痛者，此为结胸也。大陷胸汤主之；但满而不痛者，此为痞。柴胡不中与之，宜半夏泻心汤。

· 阳明病，发潮热，大便溏，小便自可，胸胁满不去者，小柴胡汤主之。

· 阳明病，胁下硬满，不大便而呕，舌上白胎者，可与小柴胡汤。上焦得通，津液得下，胃气因和，身濈然汗出而解。

· 阳明病，中风，脉弦浮大而短气，腹都满，胁下及心痛，久按之气不通，鼻干，不得汗，嗜卧，一身及面目悉黄，小便难，有潮热，时时哕，耳前后肿，刺之小差。外不解，病过十日，脉续浮者，与小柴胡汤。

· 本太阳病不解，转入少阳者，胁下硬满，干呕不能食，往来寒热，尚未吐下，脉沉紧者，与小柴胡汤。

· 呕而发热者，小柴胡汤主之。

· 伤寒，差以后，更发热，小柴胡汤主之；脉浮者，少以汗解之；脉沉实者，少以下解之。

· 诸黄，腹痛而呕者，宜柴胡汤。

小半夏加茯苓汤

· 卒呕吐，心下痞，膈间有水，眩悸者，小半夏加茯苓汤主之。

· 先渴后呕，为水停心下，此属饮家，小半夏加茯苓汤主之。

大柴胡汤

· 太阳病过经十余日，反二三下之，后四五日，柴胡证仍在者，先与小柴胡汤。呕不止，心下急，郁郁微烦者，为未解也，与大柴胡汤，下之则愈。

· 伤寒，发热，汗出不解，心中痞硬，呕吐而下利者，大柴胡汤主之。

· 伤寒十余日，热结在里，复往来寒热者，与大柴胡汤；但结胸，无大热，无大热者，此为水结在胸胁也。但头微汗出者，大陷胸汤主之。

·按之心下满痛者，此为实也。当下之，宜大柴胡汤。

大陷胸汤

·太阳病，脉浮而动数，浮则为风，数则为热，动则为痛，数则为虚。头痛发热，微盗汗出，而反恶寒者，表未解也。医反下之，动数变迟，膈内拒痛，胃中空虚，客气动膈。短气躁烦，心中懊憹，阳气内陷，心下因硬，则为结胸，大陷胸汤主之。若不结胸，但头汗出，余处无汗，剂颈而还，小便不利，身必发黄也，宜大陷胸丸。

·伤寒六七日，结胸热实，脉沉而紧，心下痛，按之石硬者，大陷胸汤主之。

·伤寒十余日，热结在里，复往来寒热者，与大柴胡汤；但结胸，无大热，无大热者，此为水结在胸胁也。但头微汗出者，大陷胸汤主之。

·太阳病，重发汗而复下之，不大便五六日，舌上燥而渴，日晡所小有潮热，心胸大烦，从心下至少腹硬满而痛不可近者，大陷胸汤主之。

·伤寒五六日，呕而发热者，柴胡汤证具，而以他药下之，柴胡证仍在者，复与柴胡汤，此虽已下之，不为逆也。必蒸蒸而振，却发热汗出而解。若心下满而硬痛者，此为结胸也。大陷胸汤主之；但满而不痛者，此为痞。柴胡不中与之，宜半夏泻心汤。

干姜附子汤

·下之后，发汗，昼日烦躁不得眠，夜而安静，不呕，不渴，无表证，脉沉微，身无大热者，干姜附子汤主之。

干姜黄芩黄连人参汤

·伤寒，本自寒下，医复吐下之，寒格，更逆吐下，若食入口即吐，干姜黄芩黄连人参汤主之。

四画

五苓散

·太阳病，发汗后，大汗出，胃中干，烦躁不得眠，欲得饮水者，少少与饮之，令胃气和则愈。若脉浮，小便不利，微热消渴者，五苓散主之。

·发汗已，脉浮数，烦渴者，五苓散主之。

·伤寒，汗出而渴者，五苓散主之；不渴者，茯苓甘草汤主之。

·中风，发热，六七日不解而烦，有表里证。渴欲饮水，水入则吐者，名曰水逆。五苓散主之。

·病在阳，应以汗解之，反以冷水潠之，若灌之，其热被劫不得去，弥更益烦，肉上粟起，意欲饮水，反不渴者，服文蛤散；若不差者，与五苓散。

·本以下之故，心下痞，与泻心汤；痞不解，其人渴而口燥烦，小便不利者，五苓散主之。

·太阳病，脉寸缓关浮尺弱，其人发热汗出，复恶寒，不呕，但心下痞者，此以医下之也。如其不下者，病人不恶寒而渴，渴者，此转属阳明也。小便数者，大便必硬，不更衣十日，无所苦也。渴欲饮水，少少与之，但以法救之。渴者，宜五苓散。

·吐利，霍乱，头痛，发热，身疼痛，热多欲饮水者，五苓散主之；寒多不用水者，理中丸主之。

·假令瘦人脐下有悸，吐涎沫而癫眩，此水也，五苓散主之。

五画

四逆汤

·若重发汗，复加烧针，得之者，四逆汤主之。

·伤寒，医下之，续得下利，清谷不止，身疼痛者，急当救里；后身疼痛，清便自调者，急当可救表。救里宜四逆汤，救表宜桂枝汤。

·病发热头痛，脉反沉者，若不差，身体疼痛，当救其里，宜四逆汤。

·脉浮而迟，表热里寒，下利清谷者，四逆汤主之。

·少阴病，脉沉者，急温之，宜四逆汤。

·少阴病，饮食入口则吐，心中温温欲吐，复不能吐。始得之，手足寒，脉弦迟，脉弦迟者，此胸中实。不可下也。当吐之。若膈上有寒饮，干呕者，不可吐也。当温之，宜四逆汤。

·大汗出，热不去，内拘急，四肢疼，又下利，厥逆而恶寒者，四逆汤主之。

·大汗，若大下，利而厥冷者，四逆汤主之。

·下利，腹胀满，身体疼痛者，先温其里，乃攻其表。温里宜四逆汤，攻表宜桂枝汤。

·呕而脉弱，小便复利，身有微热，见厥者难治，四逆汤主之。

·吐利，汗出，发热，恶寒，四肢拘急，手足厥冷者，四逆汤主之。

·既吐且利，小便复利而大汗出，下利清谷，内寒外热，脉微欲绝者，四逆汤主之。

四逆散

·少阴病，四逆。其人或咳，或悸，或小便不利，或腹中痛，或泄利下重者，四逆散主之。

四逆加人参汤

·吐利，恶寒，脉微而复利，利止，亡血也。四逆加人参汤主之。

甘草汤

· 少阴病二三日，咽痛者，可与甘草汤。

甘遂半夏汤

· 病者脉伏，其人欲自利，利反快，虽利，心下续坚满，此为留饮欲去故也，甘遂半夏汤主之。

半夏散及汤

· 少阴病，咽中痛，半夏散及汤主之。

白虎汤

· 伤寒，脉浮滑，白虎汤主之。

· 三阳合病，腹满，身重，难以转侧，口不仁，面垢，谵语，遗尿。发汗则谵语，下之则额上生汗，手足逆冷。若自汗出者，白虎汤主之。

· 伤寒，脉滑而厥者，里有热也，白虎汤主之。

白虎加桂枝汤

· 温疟者，其脉如平，身无寒但热，骨节疼烦，时呕，白虎加桂枝汤主之。

六画

当归芍药散

· 妇人怀妊，腹中绞痛，当归芍药散主之。

· 妇人腹中诸疾痛，当归芍药散主之。

芍药甘草附子汤

· 发汗，病不解，反恶寒者，虚故也。芍药甘草附子汤主之。

七画

还魂汤

· 救卒死，客忤死，还魂汤主之。通治诸感忤。

八画

苓桂术甘汤

· 伤寒，若吐、若下后，心下逆满，气上冲胸，起则头眩，脉沉紧，发汗则动经，身为振振摇者，苓桂术甘汤主之。

· 心下有痰饮，胸胁支满，目眩，苓桂术甘汤主之。

· 夫短气有微饮，当从小便去之，苓桂术甘汤主之，金匮肾气丸亦主之。

九画

茯苓四逆汤

· 发汗，若下之，病仍不解，烦躁者，茯苓四逆汤主之。

枳术汤

· 心下坚，大如盘，边如旋盘，水饮所作，枳术汤主之。

栀子豉汤

·发汗后，水药不得入口，为逆。若更发汗，必吐下不止。发汗吐下后，虚烦不得眠，若剧者，必反覆颠倒，心中懊憹，栀子豉汤主之。

·发汗，若下之，而烦热胸中窒者，栀子豉汤主之。

·伤寒五六日，大下之后，身热不去，心中结痛者，未欲解也，栀子豉汤主之。

·阳明病，脉浮而紧，咽燥口苦，腹满而喘，发热汗出，不恶寒反恶热，身重。若发汗，则躁，心愦愦，反谵语；若加温针，必怵惕烦躁不得眠；若下之，则胃中空虚，客气动膈，心中懊憹，舌上胎者，栀子豉汤主之。

·阳明病，下之，其外有热，手足温，不结胸。心中懊憹，饥不能食，但头汗出者，栀子豉汤主之。

·下利后更烦，按之心下濡者，为虚烦也，宜栀子豉汤。

厚朴七物汤

·病腹满，发热十日，脉浮而数，饮食如故，厚朴七物汤主之。

十画

桂枝汤

·太阳中风，脉阳浮而阴弱。阳浮者，热自发；阴弱者，汗自

251

_{出。}啬啬恶寒，淅淅恶风，翕翕发热，鼻鸣干呕者，桂枝汤主之。

·太阳病，头痛，发热，汗出，恶风者，桂枝汤主之。

·太阳病，下之后，其气上冲者，可与桂枝汤。_{方用前法。若不上冲者，不可与之。}

·太阳病，初服桂枝汤，反烦不解者，先刺_{风池、风府，}却与桂枝汤则愈。

·服桂枝汤，大汗出，脉洪大者，与桂枝汤，如前法。若形似疟，一日再发者，汗出必解，宜桂枝二麻黄一汤。

·太阳病，外证未解，脉浮弱者，当以汗解，宜桂枝汤。

·太阳病，外证未解，不可下。_{下之为逆。}欲解外者，宜桂枝汤。

·太阳病，先发汗不解，而复下之，脉浮者不愈。浮为在外，而反下之，故令不愈。今脉浮，故在外，当须解外则愈，宜桂枝汤。

·病常自汗出者，此为荣气和。荣气和者，外不谐，以卫气不共荣气谐和故尔。以荣行脉中，卫行脉外，复发其汗，荣卫和则愈，宜桂枝汤。

·病人脏无他病，时发热，自汗出而不愈者，此卫气不和也。先其时发汗则愈，宜桂枝汤。

·伤寒，不大便六七日，头痛有热者，与承气汤。其小便清者，知不在里，仍在表也，当须发汗。若头痛者，必衄，宜桂枝汤。

·伤寒，发汗已解，半日许复烦，脉浮数者，可更发汗，宜桂枝汤。

·伤寒，医下之，续得下利，清谷不止，身疼痛者，急当救里；后身疼痛，清便自调者，急当救表。救里宜四逆汤，救表宜桂枝汤。

·太阳病，发热汗出者，此荣弱卫强，故使汗出。欲救邪风者，宜桂枝汤。

·阳明病，脉迟，汗出多，微恶寒者，表未解也，可发汗，宜桂枝汤。

·病人烦热，汗出则解，又如疟状，日晡所发热者，属阳明也。脉实者，宜下之；脉浮虚者，宜发汗。下之与大承气汤，发汗宜桂枝汤。

·太阴病，脉浮者，少可发汗，宜桂枝汤。

·下利，腹胀满，身体疼痛者，先温其里，乃攻其表。温里宜四逆汤，攻表宜桂枝汤。

·吐利止而身痛不休者，当消息和解其外，宜桂枝汤小和之。

桂枝茯苓丸

·妇人宿有癥病，经断未及三月，而得漏下不止，胎动在脐上者，为癥痼害。妊娠六月动者，前三月经水利时，胎也。下血者，后断三月，衃也。所以血不止者，其癥不去故也，当下其癥，桂枝茯苓丸主之。

桂枝加芍药汤

·太阳病，医反下之，因尔腹满时痛者，属太阴也。桂枝加芍药汤主之；大实痛者，桂枝加大黄汤主之。

桂枝加附子汤

·太阳病，发汗，遂漏不止，其人恶风，小便难，四肢微急，难以屈伸者，桂枝加附子汤主之。

桂枝加葛根汤

·太阳病，项背强几几，反汗出恶风者，桂枝加葛根汤主之。

桂枝麻黄各半汤

·太阳病，得之八九日，如疟状，发热恶寒，热多寒少，其人不呕，清便欲自可，一日二三度发。脉微缓者，为欲愈也；脉微而恶寒者，此阴阳俱虚，不可更发汗、更下、更吐也；面色反有热色者，未欲解也。以其不能得小汗出，身必痒，宜桂枝麻黄各半汤。

桂枝加厚朴杏子汤

· 喘家，作桂枝汤，加厚朴杏子佳。

· 太阳病，下之微喘者，表未解故也，桂枝加厚朴杏子汤主之。

桂枝去芍药加麻黄附子细辛汤

· 气分，心下坚，大如盘，边如旋杯，水饮所作，桂枝去芍药加麻黄附子细辛汤主之。

柴胡桂枝汤

· 伤寒六七日，发热，微恶寒，支节烦疼，微呕，心下支结，外证未去者，柴胡桂枝汤主之。

柴胡加龙骨牡蛎汤

· 伤寒八九日，下之，胸满烦惊，小便不利，谵语，一身尽重，不可转侧者，柴胡加龙骨牡蛎汤主之。

真武汤

· 太阳病，发汗，汗出不解，其人仍发热，心下悸，头眩，身𥆧动，振振欲擗地者，真武汤主之。

· 少阴病二三日不已，至四五日，腹痛，小便不利，四肢沉重疼痛，自下利，自下利者，此为有水气也。其人或咳，或小便利，或不下利，或呕者，真武汤主之。

通脉四逆汤

· 少阴病，下利清谷，里寒外热，手足厥逆，脉微欲绝，身反不恶寒，其人面色赤，或腹痛，或干呕，或咽痛，或利止脉不出者，通脉四逆汤主之。

·下利清谷，里寒外热，汗出而厥者，通脉四逆汤主之。

十一画

麻黄汤

·太阳病，头痛发热，身疼腰痛，骨节疼痛，恶风无汗而喘者，麻黄汤主之。

·太阳与阳明合病，喘而胸满者，不可下，宜麻黄汤。

·太阳病十日以去，脉浮细而嗜卧者，外已解也。设胸满胁痛者，与小柴胡汤；脉但浮者，与麻黄汤。

·太阳病，脉浮紧，无汗，发热，身疼痛，八九日不解，表证仍在。此当发其汗，服药已，微除也。其人发烦目瞑，剧者必衄，衄乃解。所以然者，阳气重故也。麻黄汤主之。

·脉浮者，病在表，可发汗，宜麻黄汤。

·脉浮而数者，可发汗，宜麻黄汤。

·伤寒，脉浮紧，不发汗，因致衄者，麻黄汤主之。

·阳明病，脉浮，无汗而喘者，发汗则愈，宜麻黄汤。

麻黄附子细辛汤

·少阴病，始得之，反发热，脉沉者，麻黄附子细辛汤主之。

理中汤或丸

·吐利，霍乱，头痛，发热，身疼痛，热多欲饮水者，五苓散主之；寒多不用水者，理中丸主之。

·大病差后，喜唾，久不了了，胸上有寒，当以丸药温之。宜理中丸。

十二画

葛根汤

·太阳病，项背强几几，无汗恶风，葛根汤主之。

·太阳与阳明合病者，必自下利，葛根汤主之。

·太阳病，无汗而小便反少，气上冲胸，口噤不得语，欲作刚痉，葛根汤主之。

葛根加半夏汤

·太阳与阳明合病，不下利，但呕者，葛根加半夏汤主之。

葛根黄芩黄连汤

·太阳病，桂枝证，医反下之，利遂不止，脉促者，表未解也。喘而汗出者，葛根黄芩黄连汤主之。

葶苈大枣泻肺汤

·肺痈，喘不得卧，葶苈大枣泻肺汤主之。

· 肺痈，胸满胀，一身面目浮肿，鼻塞清涕出，不闻香臭酸辛，咳逆上气，喘鸣迫塞，葶苈大枣泻肺汤主之。

· 支饮不得息，葶苈大枣泻肺汤主之。